村田豊久
Murata Toyohisa

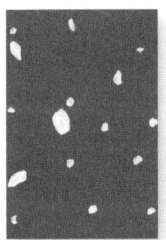

子どものこころの不思議

児童精神科の診療室から

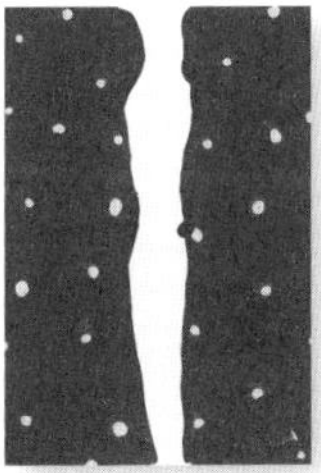

慶應義塾大学出版会

まえがき

私の日常の臨床生活の体験から得られたさまざまな思いをこうやって書き始めたのは、子どもを取り巻く環境がどんどん変わるなかで、子どもたちはとても辛い思いをしながら生活しているのだな、ということを痛感したからです。臨床をとおして、子どもたちはまだ本来の純粋さ、無垢さを持っていて、それに共感させられることが多かったのですが、その子どもたちにもじわじわと今の社会の抱える影響がストレスとなって押し寄せ、その発達をいびつなものにしているのでは、という危惧を抱きました。

私はもともと児童精神科医ですので、子どもたちの気持ちを理解してやるのが仕事ですが、長く教壇に立つ生活もしていたため、子どもの臨床だけを考えて生活するのは十年ぶりのことでした。そして、あらためて、子どもたちからいろいろなことを教えられたのです。

子どもの生活環境も、私たち大人の生活の価値観も、この十年ですっかり変わってきています。子どもと大人との関係のありようや、大人の子どもに対する考え方や共感の程度が大きく変わってきたことを痛感しました。私自身のそれまでの感性・考え方では、今の子どもの発達のことや、子どもの苦しみがうまくわかってやれない……と思うこともしばしばありました。私がどう変わったら、今の子どもたちのことやその背後にある家庭、学校、社会の問題を汲みとっていけるかについて、自己点検しながらの毎日となりました。このような状況の中で子ども臨床から私が学んだことを皆様にお伝えし、一緒に子どもたちのことを、そして子どもを育んでいくべき、この日本の社会のことを考えていけたらという願いから、執筆に取り組みました。

それからもうひとつ、児童精神医学の臨床とはどういうことかをお伝えしたかったのも、執筆の動機となっています。日本では「児童精神医学」「児童精神科医」ということばがそれほど普及しておりません。このことばを聞いても、どんなことをするのかよくわからない、という方も少なくありません。しかし、欧米では第二次世界大戦前から存在する臨床医学の一分野で、医師になるには学生のときから児童精神医学の習得が要求されています（日本ではそうなっていません）。精神医学というと、主に大人になって起こる病気や適応障害の診断や治療となっていますが、どの疾患、人格障害、行為障害でも、大人になって急に起こったというものはなく、その萌芽は乳幼児期、学童期に見られます。そのため、早期に発見し治療を始めることの必要性が認識されて、児童精神医学が起こってきたのです。「メンタルヘルス」ということの基盤は、本来ここに由来しているのです。

私も、子どもたちの示す病理的状態が気づかれず、治療的働きかけを受けることなく成人になったらどうなるか、という視点から本書を記述しました。ところが、この児童精神医学の臨床が、日本ではきわめて低調なのです。これについてはこれまであらゆる機会に何回も述べてきましたが、日本の現在の保険医療制度では児童精神科臨床は育たないような仕組みになっています。本書をお読みくださって、児童精神科も必要な領域だな、と思っていただけることを願っています。

私の診療室について

ところで、月刊誌『教育と医学』に本書のベースとなる連載を執筆中に、私がどんなところで、どのような診療をしているのかという問い合わせを何回かいただきました。そこで、この本の舞台である私の診療室について述べておきます。

私の診療室は、JR日豊本線の安部山公園駅（北九州市）から徒歩十分のところにあり、木立に囲まれ、野鳥のさえずりが絶えないまだ自然の趣が残ったところです。診療室の建物は、木造二階建て一一〇㎡です。一階に二五㎡の面接室、二階には三〇㎡の遊戯療法室（プレイルーム）と心理テストや家族面接もできる二〇㎡の部屋、合計三つの治療室があります。今日はどの部屋で面接や相談などをするか、子どもに選んでもらうようにしています。

ここを受診する子どもたちは、ことばが遅れている、発達の様子がどうも心配だという幼児期の子ども、保育園や学校への適応に問題が起こったとか、家庭でも生活リズムが乱れてきたということで、さまざまな愁訴を現した子どもたちです。頭痛、腹痛が続く、食欲がない、夜眠れない、朝起きられない、学校に行きたくない、もう長く休んでいる、何も楽しいことがない、いらいらする、誰かを叩きのめしたい、なにか落ち着かない、他人と視線が合わせられないなど、いろいろな症状や苦痛を持っています。

いずれも、子どもが追い詰められた心理状態の表現であり、どうにか耐えてきた不安や悲しみの感情がある限界を超えたという、子どものこころのサインでもあります。そのような症状をしめし、行動異常を起こした子どもと対面して、どのようなことが基盤にあるのか、どのような事由で子どもたちがそこまで危機的心理状態になったのかを理解しようと、子ども自身の声をしっかり聞くことにしてい

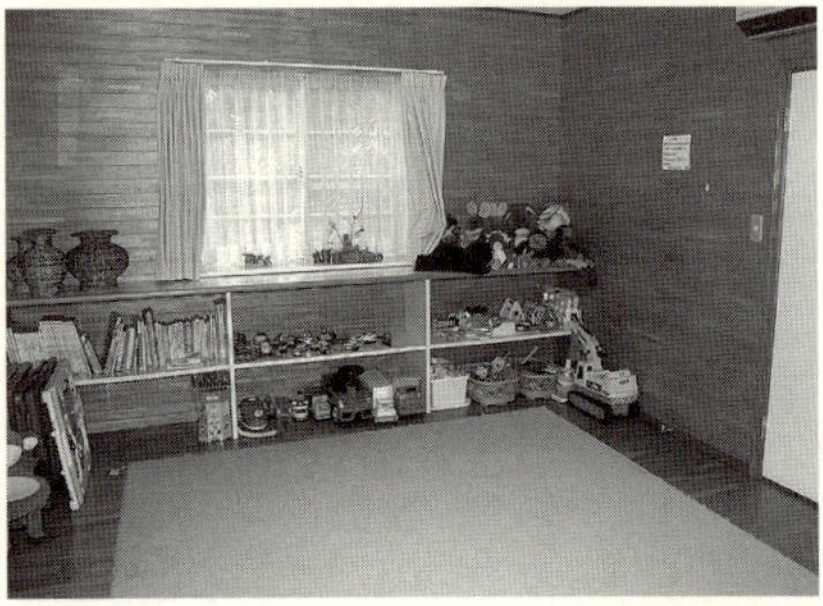

2階の遊戯療法室

ます。

私は子どもと話し合う治療を行う場合が多いのですが、本書にもたびたび出てくる箱庭療法をすることもあります。箱は、内寸五七×七二㎝、深さが七㎝で、砂が六分目入っています。箱の内側は青色になっていて、砂を掘ると池、川、海となります。その箱内に、動物、人物、乗り物、柵、建造物、植物などのミニチュアを並べて、自分の世界を作り、自分の想像する物語を作っていくというものです。治療者は子どもの制作過程をじっと眺め、それを作る子どものこころに共感し、関係を深めることを目指そうとします。

本書では多くの子どもの事例を記載しました。治療が終わって間もない方もいるので、匿名性保持のためかなりの修正を行いました。なかには、ある子どもをモデルとしたフィクションに近いものもあります。それでも、その子どもが大きくなってからこれを読んで、これは僕をモデルに

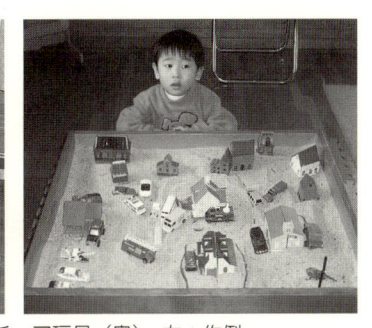

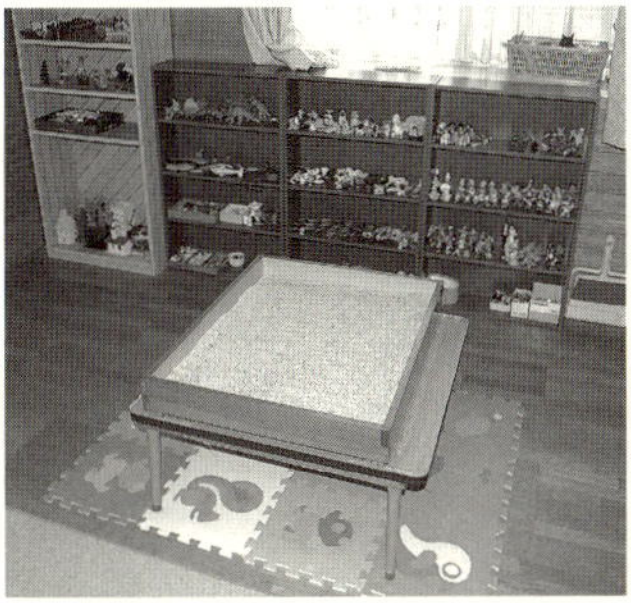

左：箱庭（手前）と配置用のミニチュア玩具（奥）。右：作例

したものではないかなと思う方もおられるかもしれません。私としては、その子どもが自分に降りかかった災難を苦しみながらも払いのけ、頑張って立ち上がっていったことにこころからの敬意をもって記述させてもらったので、モデルにしたことを許してくれるのではと願っています。

そしてこの本を手にとってくださった方に、本書が何らかのお役に立つことを願っています。

村田豊久

二〇〇九年五月

子どものこころの不思議——児童精神科の診療室から

目次

第3章　発達障害について

第4章　思春期の子どものこころ

第1章　乳幼児期の子どものこころ

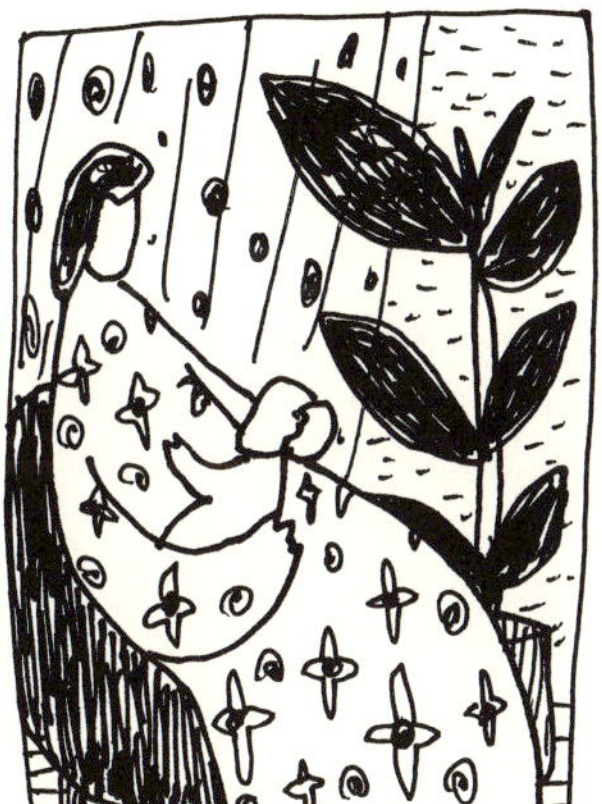

子どもの関係性の成立――赤ちゃんの〝歩きっぷり〟からとらえる

赤ちゃんの精神発達とは

私の診療室に来てくれる子どもについての心配でもっとも多いのが、精神発達がどうも順調に進んでいないのでは……ということです。

精神が発達するとはどういうことか、こころが発達するとはどういうことでしょうか。この論議になると、哲学の問題、あるいは脳科学の課題とも重なって、とても難解なものになります。そこでここでは、児童精神科の臨床の立場から、赤ちゃんが周りの世界にだんだんと溶け込んでいって、自分にとって大切な人との関係が作られ、ことばを身につけ、いろいろなことを理解して、さらに自分の生活環境での活動を豊かにして社会性を獲得していく過程、ということにします。

このように発達を狭くとらえた場合でも、そこにはたくさんの要因が密接に関連していて、その発達のプロセスにもきちんとした順序があるのです。といっても、精神発達が順調に進んでいるのか、何か心配なところがあるのかは、すぐにはわかりません。厳格な脳科学の理論にのっとれば、生後まもなく、遅くとも三カ月ごろには精神発達の障害のあるなしがわかるべきであるという方もいますが、児童精神科の臨床で疑いがもたれるのは一歳を過ぎてからです。つかまり立ちや、よちよち歩きを始めるようになってからです。

そして、子どもの精神発達でどんなところをもっとも重要視しているかというと、赤ちゃんが自分にとってもっとも大切な養育者（それは必ずしもお母さんとは限らないかもしれませんが、象徴的な意味もこめて「お母さん」と以下記すことにします）との心理的関係ができているか、ということです。それは、赤ちゃんはお母さんとの関係のもとで安定し、お母さんを通して、周りの世界を取り入れていくからです。

心理的な絆と歩行の関係

児童精神科医の重要な仕事のひとつが、一歳から二歳にかけての赤ちゃんが精神的にも健やかに育っているかどうかを早期に診断して、もし何かしらの心配が赤ちゃんに見られたら、発達がスムーズに進むように早期療育の働きかけをすることです。
一歳すぎの赤ちゃんのこころの発達は、ふつう、表情、お母さんへの感情反応、周りへの関心、あやしかけられたときに見せる反応などで感じ取られるものといわれてきました。しかし、それはいくら年期を積んでも難しいものです。私はむしろ、赤ちゃんの歩きを見て判断することが多くなりました。赤ちゃんの歩きが、私の気持ちを引き込むようなものか、私が赤ちゃんと一緒に歩いているような気持ちになれるか、ということに焦点を当てて考えるようになりました。赤ちゃんの歩きが人の感興を引き起こすものであるなら、赤ちゃんはもうお母さんとの心理的なよい関係ができている、と私は考えます。

人間の赤ちゃんのこころの発達がどうして歩き方でわかるのか、と不思議に思われる方もおられるでしょう。しかし、赤ちゃんの歩きは、ただ足を交互に動かし前に進むという運動ではないのです。赤ちゃんは歩くことによって周りの人々を引き込み、また歩くことによって、周りの人々と一体となり、自分が住むこの世界に溶け込んでいくのです。それは、赤ちゃんが命を授かり、この世に生まれてきてから歩けるまでの一年半の間に、赤ちゃんに起こってきたさまざまなことを思えばよくわかってきます。

馬や、ラクダの赤ちゃんは生まれて一時間もすると、自力で立ち上がり、背伸びをして（いや首を伸ばして）お母さんのおっぱいを吸い始めます。しかし、人間の赤ちゃんはまったく無力で、寝たきりです。生存のすべてをお母さんにゆだねなくてはなりません。抱っこしてもらう、お乳を飲ませてもらう、着替えをさせてもらう、添い寝をしてもらう、そして、〝かわいいね〟といつもあやしてもらいます。絶え間なくこのようなはぐくみを受けて、やっと二カ月たち、三カ月たつうちに、お母さんに愛され、守られて自分がある、ということがしっかりとわかってくるようです。

お母さんとの心理的な絆ができ、それが日に日に強まってきます。お母さんも赤ちゃんの成長をうれしく思い、赤ちゃんも自分がいろいろなことができるとそれがお母さんの喜びになる、と感じるようになります。〝いないいないばあ〟をする、〝おつむてんてん〟とまねができると、二人の関係はさらに深まります。

赤ちゃんが這い這いできるようになると、お母さんもこころの中で這い這いをやって、もうひとつ、もうひとつ、と声援します。お母さんがもう少し、もう少し、とこころの中で期待すると、赤ちゃんはそれがわかったかのように、這い這いを続けます。立ち上がれて、一歩歩くと、お母さんも、お父さんも〝やった！〟と叫びます。一歩、二歩と歩けると、周りの人々にも喜びをもたらすことが赤ちゃんにもわかります。

失敗を繰り返しながらも、三歩、四歩と歩けると、それはもう自分ひとりの動作でなく、家族全員や自分を取り巻くすべての人の祝福を背負ったものであり、皆と一体となれる行為だという確信を持ちます。〝母さん見ててよ〟と、十歩進んで、五メートル先で待っていたお母さんの胸に飛び込めたときの喜びは、オリンピックのマラソンでゴールのテープを真っ先に切った選手の喜びにもまさるでしょう。

二年たち、五年たつと、歩き方も力強くなり、速度も速くなり、とても長い距離を歩けるようになりますが、歩くことの意味はいつまでたっても変わらないと思います。〝歩けた〟と喜んだお母さんや家族はもう目の前には居なくても、私たちのこころの中にはお母さんの心像、すなわち、わがこころの内なる良い母親のイメージが残っています。さらには、お母さんの背後にあるいろいろな人たちの期待や祝福が、私がまっすぐ歩くことを見守っていてくれるのではないか、と思うようになります。もちろん、絶えずそれを意識して歩いているのではありません。いや、いつもそう考えて歩いていたら、転ぶか、電信柱にぶつかってしまうでしょう。

しかし、私たちが歩くことは、ただの両足を交互に動かす単純な動作・運動ではなく、歩きながらこの空間を感じ取り、この世界に溶け込もうとし、そして一緒に歩いている人々との連帯感を深めているという気持ちも持っているはずです。

今の私たちの〝歩み〟は？

しかし、この歩きながら自分の存在を確認し、歩きながら自分のこれからの進むべき方向を模索するという、ごく自然なことがどんどん難しくなってきて、私たちを迷わし、歩くことを躊躇させる状況が進んでいるのも事実です。ゆっくり歩くな、もっと急げ、走れ、ぶっ倒れるまで働け、という方向へのストレスを感じます。

それはこの二十年、ことに強まったように私は思っていたのですが、近代文明の影響が日常の生活に進入した百年前から危惧されたことのようです。精神科医としての私がもっとも大切な教科書のように繰り返し読んでいるのが、夏目漱石が一九一二年から新聞に連載を始めた作品『行人』です。主人公の一郎は大学の教官ですが、だんだんと精神的平衡を失い、一郎の言うところの「気狂い」の世界に入っていきます。一郎は次のような苦悩を吐きます。

「人間の不安は科学の発展から来る。進んで止《とど》まることを知らない科学は、かつて我々に止まることを許してくれたことがない。徒歩から俥《くるま》、俥《くるま》から馬車、馬車から汽車、汽車から自動車、それから航空船、それから飛行機と、どこまで行っても休ませてくれない。どこまで伴《つ》れて行かれるか分らない。実に恐ろしい」と述べます。そして、そこから派生してくる不安はだんだん強まってきて、世界中の不安を僕一人が一身に背負ったようで、もう一分だってゆったりできなくなったと、吐露します。

今の私たちは、九十年以上前の一郎よりもさらに進んだＩＴ革命によるグローバリゼーションの激震にさらされ、地球の裏側の出来事も瞬時に詳しく伝わってきます。もう考えることさえ不必要になってしまい、私たちは何を寄る辺にして生きるかさえ、わからなくなりそうです。漱石が一郎に託して述べた、自分の足場の見つからないことによる不安は、今や、特別の人の不安でなく、現代のこの社会で生活するすべての人に当てはまるものでしょう。

だとすると、今こそ、私たちは私たちのペースでしっかりと歩き、歩きながらの自己確認が求められているように思われてなりません。買い物にお母さんと一緒によちよち歩きで楽しそうに行こうとしている幼児、公園でお母さんの周りを楽しそうに小走りしている子どもを眺めて、その子どもの歩きっぷりにこころを寄せ、しばしゆったりする機会があれば、私たち多忙な大人も、私たちの生活の本来のあるべき姿を考えるきっかけとなると思います。

ことばをはぐくむ（1）――ことばの発達について

「ことばが出ない」という心配

「発達がどうもスムーズでないのでは……」ということで親子が児童精神科を受診するとき、発達のどこが心配になるかというと、ことばがない、しゃべらない、発声はするが何を言おうとしているのかわからないなど、ことばの発達にまつわる事柄がまず挙がります。

話し始める時期には個人差がありますし、そのうちしゃべりだすだろうと考えていても、一歳半を過ぎ、二歳近くになっても、うちの子はまだ何も言わない、同じ頃に生まれた近所の子どもはかなり話し出したのに……となると、お母さんはかなり気がかりになってきます。そこで、お母さんが子どもに優しく注意を向け、ゆっくり話しかけたり、子どもの反応を受けとめてやっていると、ほとんどの子どもは二歳ごろまではいくつかのことばをしゃべり、ことばで交流ができるようになってきます。しかし、二歳を過ぎてもやはりしゃべらない、お母さんの話しかけがわかっていないようだという心配が続くと、発達の相談機関や、私のような児童精神科医のもとを訪ねることとなります。

しかし、このようにお母さんがこの子のことばは遅れているのでは……と心配な子どもでも、まったく普通にことばが発達しているということも少なくありません。お母さんがもうしゃべってよいのにと、あせっていることが少なくないのです。

また、話しことばは少々つたないけれども、話しかけをよく理解できている子ども、「あー」とか「うー」とかいう発声しかないけれど、周りの状況や家族の行動・態度はよくわかって適切な反応がとれていて、まもなく話しことばも出てくるだろうと思われる子どももいます。

その一方で、やはりお母さんの心配しているように、確かにことばの遅れがあるといわざるを得ない子どもがいます。さらに、ことばの遅れだけでなく、それまでの精神発達のさまざまな面での遅れや、困難を伴っている子どもも多くみられます。話しことばが出てこないことがはっきりしてきた二歳過ぎになる前に、どうして医師などのもとへ相談に来なかったのか、不思議に思ったこともしばしばありました。それはおそらく、一般的に子どもの発達の指標として、ことばが出た、まだ出ないということがもっとも重要なこととらえられているからでしょう。子どもの精神発達という次元のみでなく、人間の生存にとってことばはなくてはならないものなので、当然といえば当然でありますが……。

「ことばが出るにはどうすればいいのか」について

ことばが出ない、しゃべれないという子どものお母さんから、「ことばが出るにはどうしたらよいのでしょうか」といつもたずねられます。残念ながら、私はその質問にきちんと答えることができないのです。なぜなら、人間だけがどうして言語を獲得できるのか、その発達の過程でどのような大脳生理学的な、神経心理学的な機序（しくみ）が要求されるのか、まだはっきりと解明されていないからです。

人間と言語の問題についての哲学者の論述はいくつもありますし、言語学者の仮説的説明も同じくたくさんあります。それらは、人間の存在理由や、人間の文化の歴史を思考する上ではとても大切なものです。しかしそれらは、ことばがまだない、しゃべれない、という二歳の子どもにどう働きかけていったらよいかという、臨床家の困惑を解決してくれるものとはいえないのです。

ただ、人間の言語獲得のなぞを解き明かすまではいきませんが、発達心理学や脳科学の分野での言語についての研究において、子どもがことばを身につけるまでの間にはさまざまな発達のプロセスがあり、それらを一つひとつ乗り越えていかなくてはならないこと、それに呼応して、大脳皮質の言語に関連する部位が成熟し、出来上がっていくことが明らかにされてきました。また、子どもが身につけていくことばは、その子どもが属する文化圏のことば、すなわちお母さんがしゃべることばを身につけていくということなのです。

私の臨床の方針

どんなにことばが早い子どもでも、お腹がすいたとき「ママ、早くおっぱい飲ましてよ」とことばで要求するのではなく、表情、態度、身振りで訴えてきます。また、一歳をすぎてしゃべりだしても、必ず主なる養育者が（お母さんのことが多いと思いますが）いつも話しかけていたことばをしゃべるようになります。

ですから、臨床医である私には、「ことばが出るにはどうしたらよいか指導をしてくれ」と頼まれても、お母さんと子どもが生まれてからのかかわりあいをもっと密に繰り返してください、とお願いし、そのことを支えていくことしかできません。それは、「関係性の発達」ということと重なるのですが、ことばでの交流が芽生えるということを目指すからなのです。ですから、私は特にコミュニケーションをどう深めるかという視点から、母と子どもの関係を考えていくのです。

ことばが出ないことが心配になったお母さんは（家族みんなといってもよいのですが）、一歳半、二歳の子どもにさかんに語りかけ、復唱させようという努力をいきなり始めます。子どもの顔を両手で押さえて直視させ、パパ、マンマ、チョウダイ、ワンワンなど繰り返し語りかけ、子どもが応答するのを期待します。まれに、オウム返し的にそれに近い発声をすることもありますが、それはことばではありません。このように強制的に復唱を強いられていると、子どもは語りかけられることが苦痛となって、顔を背け、声を出し合っての交流をいやがるようになります。

そこで、ことばが育っていくには、発達のプロセスを段階を追ってたどらなくてはならないということ、つまりお母さんとの関係のもとで、気持ちのふれあい、身振りや動作で、子どもとお母さんとのコミュニケーションが進展していくことがまず必要だと説明します。

しかし、これがなかなか理解してもらえません。音声言語を身につけるのに、そんな回りくどいことをするのか？　と疑問を持たれる方もいます。学童に英語を教育するようにしたらよいと思っているのでしょうか？

まずは気持ちがかよい合うように

ことばの発達は、お母さんと子どもの間でのコミュニケーションに根ざしています。お母さんの微笑み、感情を込めたあやしかけを赤ちゃんが受けとめ、そこにお母さんからの意味を察知することから始まるのです。「情動的コミュニケーション」とも呼ばれるこのやりとりが、ことばの原初的なものでしょう。この中で赤ちゃんは、お母さんの気持ちを感じ取り、お母さんの話しかけや動作による促しから、周りの世界の状況を少しずつ理解していきます。

お母さんも、「いないいないばあ」や「おつむてんてん」を繰り返して、赤ちゃんと共鳴しようとします。すると赤ちゃんも、お母さんの所作や動き方をやってみようとするようになります。お母さんを見ての模倣運動です。この模倣運動が出現するのは、奇しくも赤ちゃんが人見知りするようになる時期と合致します。人見知りとは、自分にとってもっとも大切な人をしかと認識し、他の人に対するのとは違う態度・反応をとるようになることです。とすると、人見知りをするほどに、お母さんとの関係が深まっているともいえます。

そして模倣行動が生まれるのです。お母さんのすることを自分もできる、自分がしたことをお母さんもしたという体験を持つことが、二人の関係をさらに密なものにしていきます。そうして、赤ちゃんの周りへの興味・関心が広がり、自分の身体を動かしての活動の幅も広がっていきます。

他の人にある姿態をとったら、その人が同じ姿態をして返してくれた、という体験は感動をもたらし、二人の関係を一挙に変えるまでになります。そのことを実にたくみに示したのが、スピルバーグ監督の傑作映画「E.T.」の一場面です。

遠い宇宙の彼方から地球探索のため異星人を乗せた宇宙船がやってきて、アメリカの森の中に降り立ちます。しかしどうしたことか、一人の乗務員E.T.を残したまま飛び立っていきました。NASAはその異星人を逮捕しようと捜査網をしきます。

近くに住んでいた少年エリオットが物置きに入っていくと、異星人E.T.が隠れているのを見つけます。いかにもグロテスクな容貌で怖そうに見えますが、どこか悲しげな様子が気になったエリオットは、視線が合ったE.T.に向けてそっと人差し指一本を出してみます。するとしばらくしてE.T.も大きな人差し指を少年に出し、指先をタッチさせます。その場面で、効果的な背景音楽が鳴り響き、二人の間に友情が芽生えたことを伝えます。エリオットは必死でE.T.を守り通し、二人でさまざまな冒険にも出かけるという物語です。

これは映画のエピソードにすぎませんが、指の出し合いという相互の姿態模倣が、お互いの気持ちを安心させ、二人の関係をぐっと近づけたという挿話に、観客は皆感動します。このことは、私たちもそういう幼児期体験を経て、感受性を、そして言語感覚を身につけてきたという歴史があるからなのでしょう。

身体的言語感覚

身体模倣能力が育ち、進展してくると、子どもは見よう見真似でさまざまなことをやろうとします。自分の身体を動かし、あれこれ工夫して身体動作を繰り返し、自分の運動に伴う身体感覚で周りの世界の事柄を把握していきます。その繰り返しの中で、今でなく昨日したこと、そして今はここにはないことも、自分の感覚像として残っているものを頼りに思い出すことが可能になるようです。

これを私は「身体的言語感覚」と呼んでいますが、「内《ない》言語」といわれる概念もほぼ同じではないかと思います。これはもちろん、子ども一人での活動ではなく、お母さんや保育士さんが相手になって導いてくれることで、だんだんと身についていくのです。ここまでくれば、ことばの誕生までの第一ステップにたどり着けたといえるでしょう。

しかし、ことばをはぐくむ営みはまだまだ続きます。

ことばをはぐくむ（2）

すらすら話せるA君に接しての驚き

先日、二歳六カ月の男児A君が診療室に来ました。三歳前の子どもが来てくれる場合、たいていは発達が心配だ、ことばがまだ出ないという心配が多いのです。しかしA君の場合は夜泣きがひどく、十時に寝かしつけるが三時間経った午前一時になると火がついたように大声で泣き出し、お母さんが抱き上げてなだめるが二時間も泣き続ける、という心配でした。お母さんに「ことばはどうですか？」と聞くと、「それは大丈夫だと思います」と言います。

A君とプレイルーム（遊戯療法室）で自動車ごっこをしていると、だんだんと私に親しみを寄せてきて、「おじちゃん痛いことはしないよね」、「注射なんかしないよね」、と念を押します。クマのぬいぐるみが気にいったと見えて「おじちゃん、これどこで買ったの」と聞いてきます。次々にいろんなことを話します。「パパは＊＊会社で仕事しているの」「ここでも薬もらえるの？」などと話しかけられると、私はもうびっくりです。〃おじいちゃん〃と呼ばずに、〃おじちゃん〃と言うのは、私を喜ばせるつもりなのかとさえ思ってしまいました。

しかし、このA君が特別にことばが早い子どもというわけではありません。ふつう、二歳半を過ぎるとこの程度の会話はできます。A君も一歳半の頃はまだ、パパ、ママなど数語しかしゃべれなかったのが、一歳八カ月過ぎて堰を切ったように話せるようになったそうです。

こういう話を聞くと、子どものことばの誕生は先天的に人間に備わった能力が開花するだけのことか、と考えこんでしまいます。三歳になったけどまだことばが理解できない、意味のあることばが出てこないという子どもとかかわりながら、お母さんに「ああしてみましょう」「こんなこと毎日試してください」と助言というか、お願いを繰り返している私の臨床ははたして意義があるのかな……とさえ思うことも少なくありません。

しかし、ことばが誕生するまでには、発達のプロセスをたどらなくてはいけないはずだ、関係が深まる→模倣が始まる→相互のやりとりがあって、子どももお母さんもそのかかわりを楽しむようになる→身体感覚も成熟して身体的な言語感覚を持てるようになる、こういうことが必要に違いない、と自分に言い聞かせます。

ことばが誕生する最終場面では、大脳皮質の言語中枢にスイッチが入らなくてはなりませんが、そのスイッチが入るためには子どもが内部的な成熟を遂げていなくてはならないと思うのです。

A君のお母さんに、夜泣きについての対処の仕方を話し合ったあと、A君がどのような発達をしてきたか、お母さんへの甘えやかかわりはどうだったかを、聞いてみました。A君は一歳八カ月近くになって急にことばが増えてきたのは確かですが、それまでもお母さんとのかかわりがあり、日々の成長をお母さんも誇りに感じ、A君もそれに反応して変わっていった、という経過でした。

ことばの誕生までの準備状態

ことばが理解できる前提として、身体感覚で自分のしたことや、周りの事柄を把握できるようになっていくこと、すなわち、身体的言語感覚が育ってこなくてはならないだろうということはすでに述べました。私はこのことが基盤になってことばの誕生へ向かっていくと考えています。

「自分は赤ちゃんのとき、こうやってことばを覚えたのだよ」と回想して語れる人はいないと思います。「僕は生まれるときこうしてママのおなかから出てきたんだよ」と、二歳前後にお母さんに語る子どもはいるということですが、ことば習得のプロセスを自らの体験談として語った子どもの例は聞きません。ですから、身体的言語感覚を豊かにするように、お母さんが子どもとかかわりあうように、と私が薦めていることも、私の臨床の体験からなんとなく感じ取ってきた仮説なのです。

しかし、ことばの誕生には、大脳生理学的に述べると、大脳皮質の言語中枢にスイッチが入って子どもが言語的な象徴能力を獲得できるようになるには、その準備的な営みとして子どもが自分の身体感覚で自分の体験や周りの状況を記憶し理解することが必要であり、お母さんや養育に当たる人々はそれを促す、これ以外にことばをはぐくむ手立てはないと思っています。

楽しかったことを思い出して催促できるようになる

そのことを少し具体的に説明します。

お母さんが赤ちゃんと手をつないで裏山の公園に行き、滑り台に乗せました。最初はお母さんが抱えて上がり、一緒に滑りました。次にお母さんは、赤ちゃんが上に登りつくまで見守ってやり、滑るように促し、滑り降りてくるのを待ち受けて抱き上げます。そして「滑り台は楽しいねー」と語りかけるでしょう。「ハーイ、降りておいで」「スースーね」「よくできたねー」「滑り台ねー」「おもしろかったねー」などと何度も語りかけます。こうして何回か滑って遊んで、家に帰ります。快い体験が身体に刻みこまれているはずです。

翌日、赤ちゃんは昨日のことを思い出して、また滑り台に乗りたいなと思います。そのとき何を頼りに思い出すかというと、自分の身体感覚に残っている昨日の行動の記憶です。お母さんと公園への階段を上がった感触、滑り台を滑ったら下でお母さんが抱き上げてくれたときの喜びなど、自分に残っている身体感覚像を思い出します。そして、あの感覚を今日も体験したいと、段を上がるような動作や、滑る格好をしながら、「ダー」とか「スー」とか口ずさんでお母さんに訴えるでしょう。するとお母さんはすぐに、また滑り台に乗りたいのだな、ということがわかります。「滑り台ね」「今日も滑り台に乗りたいのね」と微笑んで語りかけるでしょう。

そのときはまだ、お母さんと楽しんだあの上からスーと降りてきたときの身体感覚像が思い出されるだけで、私が述べる身体的言語感覚はできても、それが「スベリダイ」という音声で表象されるということは、赤ちゃんにははっきりとはわかっていないでしょう。あの、上がって滑って下でお母さんが抱き上げてくれたのが、「スベリダイ」という音声でお母さんが言ったものだということが確かに理解できたとき、音声的象徴機能を獲得できた、言語が誕生した、と言えるでしょう。

しかし、あるときに自分が行った一連の行動や体験に付随する身体運動感覚が、ある音声で言い表せるということが理解できるまで、すなわち、ことばの象徴的機能を身につけるまでには、まだいくつかのプロセスを経なければなりません。ある音声がある意味を持ち、それがほかの人とも意思伝達ができる「ことば」であることがわかり、それを使いこなせるまでになる発達のプロセスは、言語学的にも、大脳生理学的にもいまだ解明されていないことばかりです。しかし、ことばがまだ発達していない子どもに対して児童精神科臨床ができることは、そこに至るまでの子どもの内的成熟を促すことを模索し、その子どもが置かれている状況での最善を尽くすことしかありません。

ことばが出現してからのやりとりの大切さ

ママ、パパ、あんよ、お耳など、いくつかのことばがわかり、話せるようになると、赤ちゃんもさかんにしゃべりかけてきます。嬉しいのでしょう。お母さんとの関係もまたぐっと深まります。そんなとき、お母さんもそれに応じ、ことばを返し、また語りかけてやります。お母さんの話しかけをオウム返しに繰り返すだけのように見えることもありますが、そのようなおしゃべりを通して意味をかみしめています。

お母さんが赤ちゃんに話しかけることばは、それが語りかけられる状況、場面、お母さんの気持ちの状態で、リズム、音調、音色は微妙に違ってきますが、赤ちゃんはそこに含まれている意味を感じ取っていきます。

お母さんが真っ赤なイチゴを買ってきて、赤ちゃんにも食べさせようと、小片をスプーンにのせて「はいイチゴよ」とお口をあけた赤ちゃんにあげます。そして「おいしいねー」と聞きます。赤ちゃんはにっこりうなずきます。そうして覚えた「イチゴ」ということばは、ただ単に小さな赤い果実というだけでなく、お母さんがやさしく口にふくませてくれた甘酸っぱい、とろけるようなおいしいものだったと記憶されるでしょう。イチゴという音声のもつ言外の意味、イチゴの象徴性は、お母さんとのことばのやりとりで取得されていくのです。

ことばは記号ではなく、その意味が無限に広がっていくというものです。その出発点は、赤ちゃんのときに受けたお母さんからの語りかけにあると思います。

私たちはそのような歴史をもつことばを習得できたので、伝達や交流のためにのみことばを用いるのでなく、歌詞も、詩も、俳句も理解できるようになるのでしょう。

ことばの発達の評価について

また臨床的なことに戻ります。ことばが遅れているということで受診した子どもが、二歳半あるいは三歳でやっとことばを話せるようになると、次はどうなるか、ここで止まるのではないか、と心配するお母さんもいます。

ことばが出ても、お母さんがことばをはぐくむ働きかけはそれからも必要です。お母さんに子どものことばの発達の目安を知ってもらったほうがよいと思うこともあります。そんなとき小児科の臨床でよく使われるのが、「遠城寺式・乳幼児分析的発達検査法」(発行・慶應義塾大学出版会)です。言語の項目では、一歳半では「絵本を見て一つのものの名前を言う」「絵本を読んでもらいたがる」、二歳では「ワンワン来たなどの二語文を話す」「もう少し、もう一つがわかる」、二歳三カ月では「きれいね、おいしいね、などの表現ができる」「鼻、髪、歯、舌などを指示する」となっていて、その年齢ではふつうそれらの指標をクリアできるとしてチェックしていきます。これを三カ月ごとに検査して、この間にどの程度発達したかを吟味するものです。私はお母さんに「こう変わりましたよ」と話すことにしています。

臨床心理の領域ではＩＴＰＡ（イリノイ式言語能力発達検査）がよく使われます。これは言語構造を一〇に分け、その水準によって評価することで、その子の言語学習能力を診断しようというものです。

その中で「ことばの類推」という項目があります。お湯は熱い、氷は……と聞き、冷たいといえるか、りんごは赤い、バナナは……と聞き、黄色いと言えるかを確かめます。二歳八カ月でそれができたらよい予後をたどると私は考え、これをよく聞いています。

テレビやＶＴＲは、ことばの発達に役立つか

日本小児科学会も日本小児科医会も、赤ちゃんが二歳になるまではテレビを見せないで

ほしいという要望を出しています。それは、テレビに子守りをさせるお母さんがあまりにも多く、そのような赤ちゃんは情緒的コミュニケーションがいびつであるとか、周りへの関心・興味が偏ったり、話し言葉が紋切り型になるなどの心配があるからです。

一歳を過ぎると、親が見ていたテレビを自分も覗き込み、画像の動きや変化に興味を向け、じっと見つめるようになります。特に幼児向けの番組やアニメは赤ちゃんの興味をひきつけ、長い時間魅せられたように見入ってしまいます。そのような状況は、一歳から二歳の子どもには好ましくありません。この時期は、これまでずっと記してきたように、お母さんと身振り、手振り、声を掛け合っての身体全部を動かしてのかかわりによって、お母さんとのコミュニケーションを深め、周りの世界を身体で確かめていく大切なときです。

広い生活空間に存在するお母さんと赤ちゃんとが、動き、歩きまわり、戯れ合って、本来なら全身で感じ取っていくはずの出来事や情景が、テレビだけですと、平面的な画像から一方的に発信される音やビジュアルな刺激によって、視覚と聴覚だけを頼りに受け取っていくことになります。ことばがある程度発達した子どもならともかく、ことばの誕生前の子どもには役立たないどころか、ことばの発達にも、情緒の発達にも阻害的な影響を及ぼすといえます。

このようなことを、ことばの発達のことで私のもとに受診に来たお母さんに話し、テレビやＶＴＲは見せないでくださいとお願いしても、「先生、それは無理ですよ。見せないでは家事も何もできません」と言われる方もいます。お母さんの事情で、ちょっとテレビを見ておとなしくしていてほしいということもあるでしょう。また、テレビ番組やＶＴＲの中には、子どもによい影響を与えるものもできています。しかし、そのようなものでも、最初はお母さんも一緒に見てやって、画面から語りかけてくれるお兄さんやお姉さんの役をお母さんもして見せて、お母さんのあんな働きかけが画像ではこんなになるのだな、ということを理解させてほしいのです。一緒にテレビやＶＴＲを楽しむということが、やはり必要といえましょう。

幼児のしめす不安反応（1）

幼稚園や保育園の子どものしめす心配な行動や症状

さて、お母さんとの関係も育ってきて、ことばも順調に発達してきた子どもが、保育園や幼稚園に入園して、そこにも一応なじんできたと思っていた四歳前後に、急に不安定になった、心配な行動が出たということで、受診することも少なくありません。

その幼児期の子どもの心配なことには、かんしゃくがひどくなった、乱暴するようになった、ちょっとのことで泣きわめく、園で友達に噛みついた、家でもおりこうでない、弟（妹）をひどくいじめる、すねたり、ひがんだりで困り果てるなど、行動上の問題が挙げられます。

しかし逆に、おどおどして自信なさそうにしている、同じ動作や行動を繰り返すようになった、しょんぼりして元気がない、チックが起こってきた、夜中に寝ぼけたまま起きて歩きまわる、しつけができていた排尿・排便の習慣がくずれ、昼間もお漏らしをするようになった、心理的ストレスに起因すると思われる腹痛・嘔吐など、子どもの神経症の症状といえるものもあります。

どうしてそんなことが起こるのでしょうか。子どもはふざけてやっているのではありません。それどころか、子どもも苦しみ、困り果てて、ぎりぎりの状況に追い込まれて不安に耐え切れなくなって、このような行動や症状を引き起こしているのです。

その子どもの心性を理解するには、もう一度、赤ちゃんとお母さんの一歳を過ぎてからのかかわりの推移を振り返ってみなくてはなりません。なぜなら不安は、〝自分のすべてをかなえてくれ解決してくれる、信頼できるお母さんがもうここにはいない〟という危惧に端を発した感情だからです。

自分とお母さんは別個の存在であることに気づく

赤ちゃんは、お母さんとの密接な関係ができ、お母さんに絶対的な信頼感を抱くようになると、お母さんの促しに楽しそうに応じて、さまざまな模倣行為ができるようになります。お母さんと動きまわって全身を使っての運動を行うなかで、赤ちゃんは自己身体感覚が豊かになり、自分の身体に残る運動感覚像で内言語が芽生え、それがことばの誕生にもつながっていくと、すでに述べました。

それは赤ちゃんの精神発達を飛躍的に進展させるものですが、同時に、お母さんは自分とは異なる別個の存在であることをいやおうなく、認識させられるプロセスでもあります。もうお母さんは自分と一心同体ではなくなった、と知らされるのです。

そもそも身体模倣行為とは、自分とは別個な他人の行為を自分も真似してできるということに他なりません。ボールのやりとりなどの交替遊びは、自分が投げたらお母さんが取る、お母さんが投げたのを今度は自分が取る、ということの繰り返しです。役割が違う遊びを二人で興じるというのは、二人が別々の存在であることを確実に認識させます。自分が独立した一人の個体で、自分の思うように何でもできるという喜びも生まれます。周りの世界への興味、関心、好奇心がふくらみ、いろいろなことに挑戦しようと試みます。

しかし同時に、やはり自分にとって何でもかなえてくれる、そして何にもまさる喜びをもたらしてくれるお母さんが、自分とは別個の人であると思うと、表わしようもない寂しさ、悲しさもおそってきます。

一歳半前後の赤ちゃんが、お母さんとは別の場所で積み木遊びや人形遊びをしていても、急にお母さんのことが気になってお母さんのところにやってきます。そこでお母さんがにっこり微笑んでやると、赤ちゃんは安心して戻っていきます。しばらくするとやはり心配でお母さんのところにくる、ということが繰り返されます。その確認行為によって、自分の視界にお母さんはいなくても別の場所には必ずいる、ということを学んでいきます。自分の内なる母親像をつくろうとしているのでしょう。

分離個別化の心理過程

マーガレット・マーラーというアメリカの自我心理学者は、自分の大好きなお母さんから自立しようとする赤ちゃんのこのようなけなげな努力を「分離個別化の過程」と呼び、人間の人生のなかで最も重要なことであると位置づけています。そして、マーラーは、一歳八カ月前後になり、ことばが誕生し、身体も成長し、運動機能も発達し、周りの人々・周りの世界がこれまでになくしっかり理解できるようになると、お母さんへの思慕の念が一層強くなり、ちょこちょことお母さんを確かめにいくだけでは満足できなくなり、もう一度お母さんにしっかりと抱きしめてもらい、お母さんの愛情を再確認しなくてはならなくなるといいます。マーラーはそれを「再接近期の危機」と呼んでいます。

お母さんにしてみたら、すくすくと生育し、ことばも言えるようになって、いろいろのことがわかり、自分でもやれるようになった赤ちゃんが、逆戻りをしたような甘えなおしをしようとするので、戸惑いも起こります。何でまた……と疎ましく感じたり、赤ちゃんの求める甘えを充分にかなえてやれないこともあるでしょう。

二十年ぐらい前から、情緒不安定で、こころの中に強い空虚感を持ち、突飛な逸脱行為を繰り返す「自己愛性人格障害」とか「境界型人格障害」と呼ばれる青年が増えてきました。そのような人格障害の治療に携わってきた精神分析医や臨床心理家は、マーラーのいう「再接近期の危機」がうまく乗り越えられず、そこでのトラウマをずっと引きずっていた人々ではないかと報告していますが、それはほぼ臨床家に認められる見解となっています。

子どもが直面して乗り越えなければならない困難

子どもが二歳を過ぎて、自由に動きまわれるようになり活動範囲が広くなると、自分を取り囲む世界についてさらに理解を深めていきます。そして知力の発達に伴って、周りの人々がどんな人か、どんな関係かも少しずつわかってきます。それは好奇心をかき立てられますし、楽しいことですが、一方、自分にとって不都合なこと、不快なことも体験しなくてはなりません。

まずは、お母さんが自分がこれまで考えていたのとは少し違うことがわかってきます。お母さんはいつもどんなことがあっても僕（私）のことを何よりも大切にしてくれ、僕には絶対的な愛情を降り注いで、いつも見守っていてくれると信じていたのに、そういうわけにはいかない、ということも思い知らされます。お母さんも疲れた日があるし、いらいらしているときもあるし、不機嫌になることもある、そんなときは僕のことばかり思ってはいられないのだな、と理解できるようになります。それは少し寂しいし、ちょっと悲しいことでもあります。そこで、我慢してお母さんに喜ばれる自分になろうと努力するのでしょう。

弟や妹が生まれて、新しいきょうだいができるのも、二歳から三歳にかけての時期が多いのではないでしょうか。これは子どもには衝撃的な出来事です。

お母さん、お父さん、また祖父母ら家族はみな、上の子どもが嫉妬心やひがみごころを持たないようにと配慮をして、子どもに「これからお兄ちゃん（お姉ちゃん）になれるのよ、よかったね、可愛がってやってね」と励ましながら、これまでとは違った愛情を保証しようとします。

そうは言われても、やはり新しい赤ちゃんにお母さんがかつて僕が受けていたはぐくみを懸命にやっていて、僕はそれをじっと寂しく見つめなくてはならない、という気持ちが起こってくるでしょう。なかには、僕へのお母さんの愛情をほとんどあの子が奪ってしまった、と腹立たしい感情にとらわれる子どももいるでしょう。ここから生じたきょうだいの葛藤が、それぞれの人の性格形成にさまざまな影響を与えることは、私たちも体験してよく知っていることです。

お父さんとの関係も見つめなおす

また、お父さんとの関係を新たに見つめなおすのも、三歳を過ぎた頃からです。お母さんが自分とは別個の存在であったように、お父さんも別個の存在であり、自分には二人の親がいることがわかってきます。

そして、お母さんはお父さんと何か特別の関係であって、自分はそこに深く入っていけない状況があることも知ってきます。それは子どもにとって、大変なショックです。しかしふつうお父さんは、子どもたちをお母さんのような愛情とは違うけれど、大切に思い慈しんでくれます。それを子どもがどう受け取るか。ある子どもはお母さんに対してよりも強くお父さんに親しみを持つようになるし、またある子どもは割とそっけない態度をとるし、いろいろです。

子どものこころの発達の研究者によっても意見は分かれるのですが、男の子はお母さんに強い愛着を抱き続けるし、女の子はお父さんに好意的な気持ちを向けるようになるといわれています。いわゆる親子の三角関係です。

しかし、ことはそう単純にはいきません。子どもにとっては二人とも自分に必要な親です。男の子はお父さんに倣って男らしさを取り入れようとしますし、女の子にとってはいざというときに頼るのはやはりお母さんです。

ただし、この親子の三角関係に付随する葛藤が、すべての人に生涯つきまとい、その人の人格形成や行動様式に影響しているといえましょう。子どもはもう四歳の時点で、この難関と直面せざるを得ないのですから、その苦労は大変なものです。

そしてこの年齢では、子どもの対人関係は家庭内のみでなく、近所の子どもたち、保育園や幼稚園の仲間に広がっていきます。仲よしが増えて楽しい、ということばかりではありません。意地悪をしたり、またいじめられることもあるでしょう。そのようなことがあっても、生きるためにはがんばらなくてはなりません。子どもは四歳になると、ある程度我慢すること、耐えること、待つことを身につけなくてはなりません。

今はほとんどの子どもが三歳から幼稚園に行きます。お母さんが働いている場合は一歳前後から保育園に通うことになります。特に保育園の先生は、お母さん的な養育者としての役割も担って、子どもとの関係がうまく発展するか、子どもが分離不安を引き起こさないかに細心の注意を払い、こまごまとした養育をするので、ほとんどの場合、年少児段階では強い不安反応は起こらないようです。

子どもが神経症的な不安反応を呈するようになるのは、四歳を過ぎて、ある程度の外界の認知力、状況についての認識力が育ってからです。自分が直面している課題と困難、自分に降りかかってくるかもしれない危険を思い描いて、自分で不安を呼び込むということも起こってきます。

人の顔が小さく見えると泣き出したB子

保育園に通う五歳の女児のB子には、一歳年下の弟がいます。父は四十九歳、果樹園を経営し、美術品の製作活動にも励んでいます。母は四十六歳、高校の教師。B子は二歳のとき今の保育園に入園しました。とても利発で、お友達にも優しく、何事にもよく心配りをするので、先生からも信頼が厚く、いわゆる優等生とみなされていました。お母さんは外に働きに出て、お父さんが家で仕事をしていることもあって、保育園への送り迎えはいつもお父さんがしていました。そのうえお父さんは子煩悩でB子をとても可愛がっていたので、B子もお父さんに何でも頼み、してもらうというお父さんっ子のように見えました。

十一月のある日、保育園で「周りが小さく見え出した」と訴え、「怖い」と泣き出しました。机も、お友達も小さくなった、先生の顔も普通と違う、ずっと小さく見えると言って泣き続けます。

先生はこの頃、B子にいつもの笑顔がなく、何か考え込んだ様子やぼんやりしていることがあったので、疲れがひどくなったのだろうと判断し、お父さんに連絡し帰宅させました。家でもやはり、いろんな物が小さく見えると言っておびえます。押入れを開けて、やはりここに入っているものも小さくなっている、と不安がってお父さんに寄りかかってきます。「こんなになったのは、私がお父さん、お母さんの言うことを聞かなかったためだ。どうぞ許して」とか「弟をいじめたので、こうなったのだ」と言っては泣き出します。

お父さんは翌日、B子を総合病院の小児科に受診させました。小児科の先生は、睡眠覚醒機構の乱れからきている意識変容ではないかと考え、脳波、MRIなどの神経系の検査もしましたが、これという所見はありません。そこで、これは児童精神科領域の問題であろうと判断し、私のクリニックを紹介したのでした。

始めの日、B子はお父さんと来ました。お父さんは温和な人で、ゆっくりとこれまでのいきさつを話してくれました。B子も落ち着いて聞いていました。

私がB子に「今日も小さく見える?」と聞くと、「今日はそれほどじゃない」と答えます。「じゃ、一番小さく見えたときはどうだったの?」と聞くと、紙と鉛筆を要求しました。そして直径五センチメートルくらいの円と、直径二センチメートルくらいの二つの円を描いて、この大きなのが、この小さなもののように見えるのだ、と説明してくれます。

次に箱庭を作ってもらいました。長く観察したあと、田舎の農場の風景を仕上げました。きちんと整い、細かなところまで行き届いた、とても五歳の幼児のものとは思えないほど立派なものです。ただ私は、製作過程で少し几帳面すぎるところが気になりました。

二回目からは、お母さんと受診しました。お母さんが有給休暇をとって一緒に来てくれました。B子はとてもうれしそうでした。

お母さんは、B子が小さく見えると言い出したときから、それが何を意味するのか、どうしてこうなったのか、すぐわかったと話しました。そして受診ごとに、少しずつお母さんとB子の関係、お父さんとB子の関係、お母さん自身の生活史を語ってくれました。それを要約します。

「B子が保育園で泣いて訴えた三日前の夜、寝かせつけようとしていたら、お母さんが小さく見える、お母さんが消えてしまいそうと言って、不安で悲しそうな表情をしました。B子のこころのなかで、母である私の存在が乏しくなって寂しいのよ、と訴えているのだと思いました。そこでぐっとB子を抱きしめてやりました。すると、こんなことしてもらうとお父さんに悪いんじゃないかしら、と言いました。

私ははっとしました。思えば私は、B子の養育をほとんど主人にまかせていました。私が仕事を続けて忙しかったのもありますが、本当のところは、私に女の子をどう育ててよいか自信がなかったからです。それに、主人はとてもB子が可愛くてたまらなく、B子もまた父親が好きで、すっかり頼りきっていました。私はこれでいいのだと思っていました。B子もそのほうが幸福ではないかと。

私自身も、父（B子の祖父）がとても好きでした。母（B子の祖母）のことはそれほど気にかけていなかったといっていいでしょう。私はいつも父のそばにいたので、結婚しようなんて思っていませんでした。三十三歳のとき、父が亡くなりました。それから五年たった三十八歳のとき、ある文化サークルで知り合った主人と結婚しました。父と同じようなやさしさをもっている人だったからです。そしてB子が生まれると、私の父が私にしてくれたように、Ｂ子を大切に育んでくれました。

しかし、今度のことがあって私も考えを変えました。Ｂ子は私とは違って、母親も求めていたのですね。そこに気づいてやれなくてすまないと思っています。これからは親の一人として、母親の愛情を注いでやりたいと思います」

このような心境になったお母さんとのかかわりのもと、小さく見える症状も消失し、Ｂ子はすっかり元気になりました。そして二カ月で治療を終えることができました。

健気で明るかった子どもがふとしたことから、苦痛を感じ、不安になったとき、子どもが救いを求めるのはやはりお母さんであったことがわかりました。そして、今の母子関係のありようは、母と祖父母との関係まで振り返ってみて理解できるものだ、ということもわかりました。

幼児のしめす不安反応(2)

状況を知的に理解できるようになって起こる不安

不安とは、自分がよって立つ基盤がおびやかされ、自分の安定が損なわれるのではないかというおののきの感情、あるいは危機を察しての情動反応といえましょう。だから、赤ちゃんの不安反応でも、自分と養育者との関係、自分をとり囲むさまざまな状況について、赤ちゃんなりの認知的判断もいくらか関与しているといえます。しかし、赤ちゃんの場合は、感覚的に状況をとらえた危機感や、周りの状況の変化によって直接に引き起こされた感情反応であることがやはりほとんどではないかと思います。

しかし、二歳、三歳、四歳となるに従って、子どもは状況を察知する能力、判断力、思考力が育ってきて、だんだんと自分の養育者（以下、お母さんという表現をさせていただきますが）との関係、他の家族と自分との関係、お母さんと他の家族との関係も、今までより現実的に理解できるようになります。また、保育園、幼稚園に通うようになると、先生と自分の関係、他の子どもたちと自分の関係、先生と他の子どもたちとの関係にも注意が向くようになり、自分はこの複雑な状況の中でどう行動し、生きていかなくてはならないかと思いをめぐらせなくてはならなくなります。

子どもは自分を中心にして、自己本位的に周りを見ます。それは、もともと認識することの基点は自分ですから、当然のことです。子どもが、自分を中心にして、自分のために世界は回っていると考えても不思議なことではありません。しかしながら、知的な認識力の発達に伴い、そうとはいえないことを次々と思い知らされていくのです。

先に述べた、お父さんとお母さんの関係に思いが至ったときの困惑は、最たるものでしょう。

そして、さらに衝撃的なことは、自分があの子は変なことをするな、弱虫だな、すぐ泣く子だなとばかり思っていたのに、その子も自分のことを同じように見ることができるし、自分もそう思われているかもしれない、ということに気づくことです。心理学のことばでいうと、「観察者としての主体的自己」と、「見られる存在者としての客体的自己」があることがわかるのです。

　すると、自分はあの子はおかしなことをするな、恥ずかしくないのかな……と思って笑っていたのが、自分だって間違ったり、他の子どもと違ったことをしたら、おかしな子どもだなと思われるだろう。そんなことになったらどうしよう、人に笑われるような恥ずかしいことをしないようにしよう、という配慮が生まれてきます。そのような心理機制が生まれるから、子どもは自分の行動を規制することができ、協調的な集団行動や、思いやりの態度も生まれるのです。これは子どもの社会性の発達には最も大切なことです。

　しかし、時にその気遣いがとても強くなり、ドジをするのではないか、しくじるのではないか、皆に笑われるようなことをしでかすのではないかという不安が高まってきて、そのようなことが起こらないようにという、逃避行動にすっかりとらわれてしまった幼児がいます。日本人の神経症、不安反応には、そのような心理機序によるものが多いといわれてきましたが、その原型を幼児の不安反応に見ることができます。

幼稚園で失敗しないかという心配に圧倒されたC君

　C君は、両親と二歳年上の姉との四人家族。お父さんは商社勤務、忙しくて帰宅も遅く、あまりC君にかかわってやれませんでした。お母さんはてきぱきと物事をさばき、合理的な考えを持った方のようです。C君の子育てにも厳格で、悪いことをしたらそれこそとことん叱りました。

三歳三カ月のとき、隣の子どもに教えられて、家から一二〇円を持ち出し、自動販売機でジュースを買って飲みました。お母さんに見つかり、両足を紐で縛られ、激しくたたかれました。それから数日はしくしく泣いていました。そのことがあって、お母さんの顔色を見て気持ちをうかがうという傾向が強くなりました。お父さんの休みの日は、いつもお父さんにつきまとって甘えるのに、お母さんには遠慮がちに寄り添ってゆく程度でした。

C君は四歳三カ月のとき、ある宗教系のしつけの厳しい幼稚園に入りました。その園では、姿勢が悪いとか、返事の声が小さいとか、ぐずぐずしたり、おどおどした態度をしていると、先生は皆の前で大声で注意をしました。

C君はその状況に懸命に適応しようとしました。どんなときに誰が先生にどう怒られたか、そして他の子どもたちがその子どもをどういう目で見ていたかを、きちんと記憶していました。自分はそうならないようにと必死でした。幼稚園はひどい緊張の場となりました。よい子で振る舞おうとすると、かえってぎこちなくなって、消極的な子どもとして注意を受けます。すると、ますますこわばってきます。発表会などの行事が近づくと、そこで失敗をしないかと不安になってきます。緊張すると、ひっきりなしにトイレに行きます。そのあと何回も手洗いを繰り返します。

家に戻っても、幼稚園のことが心配になります。家でもトイレに行っては、手洗いを続けています。C君は自分でも、もうトイレに行くのと手洗いはやめる、とお母さんに約束しますが、やはりどうにもならず、苦しみます。その確認強迫に疲れてぐったりして、食欲がうせ、眠りも浅くなりました。朝はぼんやりした表情です。こんな状態で、両親と一緒に私の診療室を訪れ受診しました。五歳二カ月のときです。

C君は、私には苦しみのことはおくびにも出しません。幼稚園のことは〝一人厳しい先生がいる〟など、いろいろと語ってくれます。しかし、やはり元気がなく、疲れているように思われたので、「しばらくお休みしてお母さんに甘えなさい」と言うと、C君は「いや、行く」と言います。私とお父さんで話し合って、一週間休ませることにしました。

幼稚園を休んで、家でお母さんにいたわってもらえるということになったら、C君は堰を切ったようにお母さんに甘え始めました。着替えをしてもらう、〝歯も磨いて〟と言う、食事も口をあけて〝ママ入れて〟とねだる。これまでお母さんに見せたことのない行動でした。お母さんはこんなに甘えさせたらかえっておかしくなるのではと心配でしたが、今まで母子でゆっくりくつろいで接したことがなかったことを後悔もしていたので、できるだけC君の要求を受け入れてやろうと努めました。

次には、C君は甘えるだけでなく、思いどおりにならないと、駄々をこね、かんしゃくを起こすようになりました。お母さんには慣れていないことだったので、つい感情的に反応して、「いい加減にしなさい！」ときつく叱りました。すると、C君はしゅんとしてしまい、いじらしいほど我慢する子に戻ります。

翌日から、幼稚園に行きました。数日は特に気になることはなかったのですが、二週間すると、また先生に叱られやしないか、お友達に笑われるような恥ずかしいことをするのではという心配が起こってきて、それを打ち消すおまじないのような強迫行為がひどくなってきました。家でお母さんがやさしく受け入れてやると、〝ママ、本を読んで〟、と母を離しません。床についても〝ママ、眠ってしまうまでずっと手を握っていて〟など、これまでになかったおねだりをしてきます。お母さんが、少しは我慢しなさいと叱ります。それであきらめますが、また気になってくる、ということの繰り返しがしばらく続きました。

C君は皆に笑われるのではないか、皆の前で恥をかくのではないかという不安から、いろいろの症状を発展させていたと理解できます。

C君の場合は極端であったとはいえますが、しかしこの、皆に笑われないか、恥をかくのではないかという心性は、決して病的なものではありません。自分がお友達のことをいろいろと考えるように、お友達も自分のことをいろいろと考えるのだな、ということがわかるようになって、自分を律することができ、社会性が育ってくるからです。

C君の不安がある時期（五歳前後）から強くなったのは、C君がそれまでかなり甘えを抑え込んでしまったことと関係があるようです。ほどよく甘えさせ、また、我慢することもしつけていく、という育児が大切といえます。しかし、この〝ほどよく甘えさせる〟ということが、現代はとても難しくなってきています。

養育者が代わらざるを得なかった子ども

アメリカではすでに二十年前から、自分の実父母が幼少時に離婚することが多く、十五歳まで父母と一緒に生活できるのは五〇％以下だと聞かされ、びっくりしたものでした。しかし、日本でもさまざまな事情から、離婚は増えてきました。私が住んでいる北九州市の二〇〇三年度の婚姻率（人口千対）は五・七、離婚率（同）は二・七二で、それから計算すると婚姻の四八％が離婚するということになります。離婚の四〇％は子どもがいない夫婦ということですが、それでも幼児期の子どもを引き取ってお母さんが一人で育てなくてはならないことも少なくなく、それに伴う苦難が子どもにもいろいろの影響をもたらします。

お母さんと苦労しながら母子で生活している場合は、幼児期ではそれほど深刻な問題は少ないようですが、ある事情で母親が出てゆき、お父さんと暮らすことになった子どもには、情緒的な、また発達上の心配が起こってくることもあります。お父さん一人ではどうしても育児しきれないため、代わりの養育者を頼むことが多く、その人と子どもとの間での微妙な心理的関係のずれに基づくことも少なくありません。

お化けが怖いとおびえるD子

三歳五カ月のD子は、不幸な過去を背負っていました。生後八カ月のとき、母親がD子の目の前で、心筋梗塞で急死しました。父は長期出張中で留守をしていて、亡くなっていた母親が発見されたのは、翌々日になってからでした。そのとき、D子は脱水状態ですっかり衰弱していました。しかし病院に数日間入院して治療を受けると無事回復して、隣町で漁業を営んでいる父方の祖父母に引き取られ、そこで育てられることになりました。

祖父母も不憫に思って、D子をとても慈しんで養育していました。D子も祖父母にすっかりなついていましたが、二歳近くになると、「おばあちゃん、私のお母さんはどこにいるの」としきりに聞くようになりました。祖母は、息子であるD子の父親がそのうち再婚することを願ってもいたので、「お母さんはきっと帰ってくるよ、もうじき帰ってくるよ」と答えていました。

D子はそれでは満足できず、いらついたり、不機嫌になって自分の服を引き裂いたり、大切な人形の手足をもぎ取ったりするようになりました。また、原因不明の四〇度近い発熱が起こり、総合病院小児科で精密検査を受けなくてはならないこともありました。受診時には平熱に下がっていて、検査結果にも異常はなく、子どもの心身症であろうと診断を受けました。そんなことが重なると、D子が可愛くてたまらない祖父母も困ってしまい、父親に、早く再婚したら、と勧めるようになりました。

その頃、父親はとても気立てのよい女性と親しくなりました。その女性はD子とも仲よくなり、私がこの子の新しいお母さんになりたい、という気持ちになってくれたこともあって、D子が三歳三カ月のときに二人は結婚し、祖父母の家とは二〇キロメートルほど離れた隣町で三人の生活が始まりました。D子にとっては、戻ってきてくれたお母さんと一緒に暮らせるようになったわけです。

D子はお母さんによく甘え、お母さんもまた愛情をかけてD子を育み、幸福な家庭が築かれたように思えました。しかし、一カ月たった頃から、D子の様子が変わってきました。D子はぼんやりとして、それまでの元気がうせてきました。そして夜になると、お化けが見えると怯えて泣くようになりました。昼間も両耳に手を当てて、お化けがいる、お化けが怖い、としくしく泣き続けます。

このような状態で、D子が三歳五カ月のとき、お母さんに連れられて私の診療室にやって来ました。D子はしっかりした女の子で、きちんと話してくれます。お化けは今はいないが、また夜になったら来るかもしれない、怖い顔をしている、足があるかどうかはよく見なかった、などと語ってくれます。

私はこの年齢の子どもがお化けを見るというのはどういうことか、はじめはさっぱり見当もつきませんでした。お母さんにいろいろと話を聞いて、次のようなことがわかってきました。

祖母は気持ちを整理して、D子の養育を新しいお母さんに託したのでしたが、現実にD子が去ってしまうとどうしようもない寂しさにおそわれてきました。そして、祖母はやはりD子は自分たちが育てたいという気持ちを抱くようになって、実際にD子にもそのことを話したようです。D子はひどく困惑したと思われます。言うに言われぬ不安な気持ちになったと思います。お化けが出るようになったのはその後です。そして、お化けにD子が怯えるようになったと聞いた祖母は、それは成仏できないままに亡くなった実母の幽霊が父親の再婚を恨んで出てきているのでは、と考えていたようなのです。

お母さんは、自分がD子を育てていきたいのだが、祖母がそれほどD子への愛着が絶ちがたく、D子がいなくなったことで落胆しているのであったら、どうしたらよいのかとひどく迷ってきました。私のもとへの受診には、そのことについての相談もありました。

私の脳裏に、D子はひょっとしたら、自分の目の前で急死した実母のことを記憶しているのでは……という思いがかすめました。しかし、今のお母さんとD子とのかかわりを見ていると、とても自然で本当の母子に見えます。私はよくない想像をしたと恥じました。私は、D子はやはりこの戻ってきた新しいお母さんと暮らすのがよいと考えました。

父親が二週間の休暇をとれるということなので、その間二人で思いきってD子を可愛がって過ごしてくださるよう頼みました。すると五日目から、お化けは出なくなりました。祖父母とは、皆で週末に戻って、一緒に過ごすことにしました。D子はこれまでになく、落ち着いた日々をおくっています。

お化けは、ぎりぎりの不安な状況の訴え

子どもがお化けや幽霊が出ると怯えだしたとしたら、それは冗談ではなく、ぎりぎりの不安状況に追い込まれていることを訴えているのです。どうしてお化けや幽霊なのか、よくわかりません。しかし子どもの深刻な不安反応であるのは確かです。

D子は早くして実母と死別するという不運に見舞われましたが、祖父母のあたたかい育みがあったし、また継母も愛情をかけて育てていこうとしていました。それでも、幼児期のD子は養育者の変化に反応し、一時的ながら強い不安を起こしたのでした。

幼児の不安反応としてここに記述した事例は、この子どもたちに愛情を持ってしっかりと育ててくれる両親、あるいはその代理養育者としての祖父母、継母がいたにもかかわらず、ちょっとしたことからある時期、心配な症状や反応を起こした子どもたちです。

そうでない子どもたち、両親がいても愛情をかけてくれないとか、親や親代わりの大人たちによってさまざまな虐待を受けてきた子どもたちのこころの痛みは、想像を超えるものがあります。虐待については、後ほど述べたいと思います。

第2章　学童期の子どものこころ

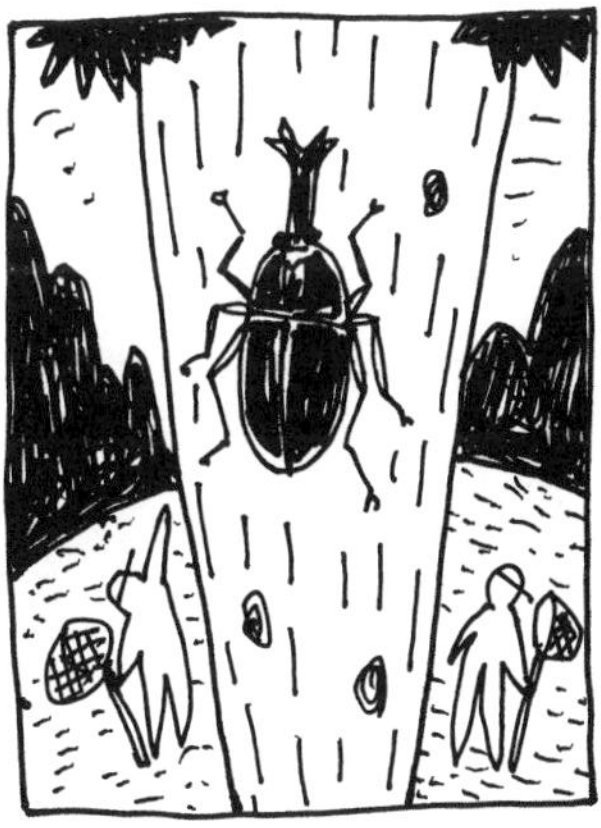

小学生になって

集団保育から学校教育に

今はほとんどの子どもが保育園、幼稚園に通っていて、集団生活を経験しています。友達との交流や一緒の活動を通じて、集団でのきまり、集団のなかで守らなくてはならないことを学び、だんだんと自分のしたいまま、思いのままに振る舞うのでなく、あるときは我慢して、他のお友達の意向をくんでの行動をとらなくてはならないことも学んでいきます。子どもも社会性を身につけていくのです。そして、六歳を過ぎて、身体運動能力も伸び、注意の集中できる時間も長くなり、読み書き・計算などの学習が可能となったと考えられるこの年齢で、学校生活が始まります。

保育園や幼稚園でも、一定の時間じっと座って話を聞いたり、習い事をしたりしますが、学校となると格段の違いがあります。学校は、幼児から少年への移行点であり、社会生活の規則を習得し、将来の自立生活に向けての鍛錬を受けるところであるという認識が、私たちにはあります。それは学校制度が始まって以来、ずっと変わっていない、私たちの心の奥深く刻みこまれている絶対の理念です。

子どもの祖父母も、両親もそういう気持ちで小学校に入学したことと思います。子どもは、入学式が近づくと、ランドセルや机を買ってもらい、服まで新調してもらったりします。うれしいことではありますが、学校に上がったらしっかり勉強しなくては、先生の言いつけを守っていい子にならなくては……などと何度も言い聞かされ、いやが上にも緊張が高まってきます。

私は太平洋戦争のさなか、小学校（当時は国民学校と呼ばれていました）に入学しました。生活物資が困窮してきていた折でしたが、母親は私に中古のランドセルを買ってくれ、二人で写真館に行って記念写真を撮りました。晴れ着姿の母親と、ランドセルを背負い学童帽子をかぶった私が並んで映っているこの写真は、家が戦災で焼けても疎開先へ持って回り、今残っている子どものときのただ一枚の写真となっています。

私が小学校に入学したときから六十五年もたった現在でも、入学を控えた子どものこころの高ぶり、親の思い入れは基本的には変わっていないようです。むしろ、親が、小学校入学をこれから続く受験戦争や学歴社会での成功に結び付けて連想する場合、かえって親子の緊張は高まってきていると思われることも少なくありません。このような状況で、子どもが一過性にちょっと心配な状態に陥ることがあります。

宿題の確認で眠れなくなったE君

E君は、幼稚園の頃から几帳面で、自分のやったことに間違いがなかったかをよく気にする子どもでした。友達にチューインガムをあげたら、その友人がちゃんと紙に包んで捨ててくれたかなと、いつまでも心配するということもありました。

E君が小学校に上がるにあたって、母親は一時間近くバス通学しなくてはならない私立の学校に入れたいと考え、塾通いなどをさせていました。しかし、母子共にだんだんと過敏になり、いらいらしてきているようなので、父親が、無理をさせないで五分で通える地元の公立小学校に通わせようと、母親を説き伏せたという経過がありました。母親はしぶしぶ応じたとのことですが、それならここの学校で一生懸命にやって上位の成績を上げられるようにしなきゃと、入学以来いつもE君をせきたてていました。先生の言うことをきちんと聞いて、必ずノートに書き込んで、帰ったら宿題はすぐして繰り返し見直すようになど、事細かに指導していました。E君も母親の言いつけを守って、学校でも先生の言われることを聞き漏らすまいと必死だったようです。

五月の連休すぎから宿題が出るようになりました。あめ、そら、くも、あさ、よる、などの平仮名の単語を五回ずつ書いてくるという簡単なものですが、E君の書いたものを点検した母親が、この「ら」の字は傾いている、この「る」は読みにくいなどの注意をして書き直させます。E君も自分の字が気になって、書いたら消すを繰り返すようになりました。もういいから、と母親がノートをランドセルにしまわせても、夕食後、母親に〝本当にきちんと書けたか確認してくれ〟と頼みます。母親が〝よく書けた〟とほめても、床に就く前にランドセルを母親のもとに持ってきて〝もう一度ちゃんと見て〟と頼みます。数日はその程度の確認で済んでいたのが、翌週は、就床して一時間もすると起き上がってきて「母ちゃん、もう一度きちんと書けているか見て」と泣いて頼みます。母親が大丈夫よ、と寝かしつけても、二時間もたつとまた起き上がってきて、「本当にもう一度でいいから間違っていないか見て」と哀願します。母親は、大丈夫といったら大丈夫なの、あんたは何回言ったらわかるの、とひどく叱りつけるようになりました。

E君は母親の言いつけに実直に従っただけなのに、叱り飛ばされたのではたまりません。

悲しくなって、ランドセルを背負ったまま泣きながら床に入り、泣き疲れて寝入ってしまうという夜が続きました。当然のことながら、朝は憔悴しきった表情で、しょんぼりして元気がありません。学校にも行けません。

両親に伴われて、E君が私の診療室に来ました。父親が、母親に対して「お前が小学校の受験戦争に巻き込まれたからこうなった」と責めると、母親もそれに反発し口論となりました。E君も私もびっくりして、しばし二人を見つめていたほどです。

私は、母親がしっかり学校のきまりを守るよう教え込んだこと、E君も忠実に従ったことは、むしろほめてやるべきことだったが、E君もやる気を出していたのだから、自主性を育てる意味でも親はじっと見守ってやればよかったのではと、助け舟的な助言をしました。E君の心配には父親も関与し、宿題の確認は父親がしてやったらと提案しました。

睡眠も浅くなっているので、小児用のシロップ製剤の安定剤も少量処方しました。このようなことで、宿題を点検してもらうという強迫行為は少なくなりましたが、しばらくは通院して、箱庭療法をしたり、E君の話を聞いて安心づけたりを繰り返しました。

母親との面接では、三カ月たった七月ごろから、母親が「私のほうが不安になっていた。思えば私も小学生時代、宿題の心配が強くて母を困らせたものでした」といった話もするようになりました。そして、E君も両親も心配はもうなくなりました、大丈夫です、ということで治療を終えました。

E君の両親もやや神経質で、几帳面なところはありますが、決して神経症的な方ではありません。E君も両親の愛情を受けて育ったやさしい子どもです。しかし、小学校入学という状況は、親にも、子どもにも、かなりの緊張をもたらし、ひいては子どもに思いがけない不安反応を引き起こすことになったのでした。

学校給食が怖くて学校に行けなくなったF子

F子の母親は律儀で礼儀正しい方で、子どもにも、決められたことはきちんと守らなくてはならないとか、人に迷惑をかけてはいけないと、かなり厳しいしつけをしてきました。ただ、F子は身長九八センチメートルとかなり小柄で、食事摂取の量は他の子どもに比べると少なく、皆と同じようにさっさとは食べられません。入学して三週目から学校給食が始まりました。出された食事はおいしいのですが、F子には量が多すぎたようです。それでもF子は、残さないよう我慢して飲み込むようにして全部食べました。食べ終わっても苦しくて、動きづらかった、と後で私に述べます。

毎朝、学校に着くと給食のことが気になります。今日の給食は何だろうか、やはりたくさん出るのだろうか、ということばかり考えてしまいます。そして、給食の時間になります。懸命になってどうにか食べます。その様子を見ていた担任の女性の先生が、残していいのよ、と言ってくれましたが、F子は全部食べると主張します。いつも母親から、お米は農家の人が丹精こめて作ったのよ、また給食のおかずは調理のおばさん方が苦労して作ったのよ、だから残すと罰が当たるよ、と言われてきたのを思い出すと、とても残すことはできません。そこで、苦しみながらどうにか残さずすべて食べようと努力しましたが、翌週は食事のあと苦しくて耐え切れなくなって、とうとう嘔吐してしまいました。先生はいいのよ、よくがんばったね、と慰めてくれましたが、F子は悪いことをした、恥ずかしいことになった、と思うと泣き出してしまい、嗚咽がとまりません。

翌朝は、すっかりしょげ込んでしまい、朝ごはんも受けつけません。学校に出かけようとしますが、玄関で足がすくみ、前に進めません。母親が午前中だけ行ってみようと、連れ出そうとしますが、泣き出して母親にすがりつきます。学校はとりあえず休ませることにしましたが、しょんぼりして笑うこともなく、母親の話しかけにも応じません。このような状態を母親が心配して、F子を私の診療室に連れてきました。

F子の母親は几帳面でやや厳格な人ですが、決まりを守る、給食は残さず食べる、などのしつけは立派だと思いました。

月刊誌『教育と医学』(二〇〇六年九月号)に、河合隼雄先生が「親と教育」という巻頭随筆を書いておられ、その中で、「給食をいつも食べ残す子に注意をすると、親が学校に来て、給食を残すのはうちの子の『個性』です。この学校は一人ひとりの子どもの個性を大切にすると校長先生が言ったでしょう、と言った」という親のことに触れておられますが、そのような風潮がはびこりつつあるとしたら、むしろF子の母親を見習うべきかもしれません。子どもの食事のしつけや学校給食のことは、子どもの健康、発達、社会性の成熟にとってとても重要なことです。

ところで、F子のことですが、三日間は学校を休ませて、母親とゆっくり過ごさせました。ジュースや果実を少しずつとって、食べることへの抵抗を少なくするよう母親に頼みました。また、学校の先生も心配して、給食は半分の量にして、保健室で養護の先生と食べるなどの配慮をしてくれました。

しかし、学校給食が苦しかった思い出や、吐いてしまった恥ずかしさが尾を引いて、すぐには元気が回復しませんでした。朝に腹痛や頭痛を訴えて登校できない日や、登校しても途中で戻ってくる日もありました。母親も少しゆったりしなくては……という気持ちになってくれたことや、先生や友達がやさしく迎えてくれたことで、少しずつ回復し、二カ月たった六月末にはほぼ元気な状態になりました。

F子も、母親もとてもまじめで、真剣に物事に取り組もうと努力する人です。そのような母子にとって、E君の場合と同じように、小学校入学という事態はことのほか緊張をもたらし、母子相互に不安を高め合っていったのでしょう。そして、給食を食べられない困難になったと思われます。もっとのんびり構えていればよかったのでしょう。しかし、私はF子と母親とにかかわって、やはりこの姿勢で何事にも取り組んでよかったのではないか、それが思わぬ弊害を生んだらそれを修正すればよいのではないか、それをお手伝いするのが私たち職種の者の役割ではないかと思いました。

〈参考文献〉

河合隼雄「親と教育」、『教育と医学』二〇〇六年九月号、二一―三頁

災害に遭遇した子どもの心的後遺症

近ごろ子どもがいたずらをされたり、不幸にも殺害されるという事件が絶えません。一つの事件が解決されないうちに、次の事件が起こるので、マスコミの報道は事件の被害に遭った子どもたちや家族がその後どうなったのか、学校や地域ではどのような予防対策がとられるようになったのか、その成果はどうなのかはほとんど報道されません。

テレビや新聞を騒がす事件でなくとも、子どもの安全をおびやかす事故は毎日起こっています。子どもが登下校時に遭遇する交通事故は、その最たるものです。登下校中の子どもが車にはねられ、痛ましい損傷を受けるという事故も絶えません。車にはねられた外傷や骨折の治療をするのは外科系の医師ですが、外科的な治療やリハビリが終わってほぼ身体的な機能は回復しても、事故に遭ったときの恐怖・痛みに耐えて療養していたときの苦痛体験が甦ってきて、いつまでも不安におののくということもあります。その子どもたちの治療に当たるのが、私たち児童精神科医です。

交通事故で入院治療中に落雷を体験したG君

ある年の九月、小学一年生のG君は父親におんぶされ、私の診療室にやってきました。表情の動きも乏しく、無気力で、いかにも悲しそうに見えました。両足とも動かせず立てないので、父親がおんぶしてきたということです。両親の話と、紹介してくれたかかりつけの小児科医の手紙から、次のようないきさつがわかりました。

小学生になってG君は毎日元気に登校していました。通学路は車が頻繁に通るので、登校時は地区の高齢者ボランティアが誘導して、事故に遭わないよう指導していました。

一学期終業式の七月二十日、初めての「あゆみ」(通信簿)をもらってG君はほめられた結果を早く母親に報告したいと、一人で小躍りしながら家に向かって急いでいました。すると、横から出てきた乗用車に衝突し、二メートルほど飛ばされました。意識障害はありませんでしたが、全身が痛くて立ち上がれません。救急車で総合病院に運ばれ、左大腿骨の亀裂骨折と左脛骨の骨折のため、手術を受け、入院することになりました。

この病院は完全看護で家族も夜は付き添えないのでしたが、G君が「お母ちゃん、痛いよ」と泣き叫ぶので、始めの三日間は特別に個室に入れてもらって、そこで母親が夜も寝泊りして看病しました。しかし、四日目は小児病棟の六人部屋に移ることになり、母親がG君と一緒にいられるのは十四時から十九時までとなりました。母親にはいつも「痛いよ、怖いよ」と訴え、母親が帰宅するのをひどく寂しがっていました。しかし、事故から一カ月たった八月二十日ごろには痛みも薄らいできて、不安や寂しさも軽くなってきました。リハビリ部門にも通い、歩行練習も始めました。

ところが、九月のある日、豪雨が続いた日の夜、病院に雷が落ち、一時病室が停電しました。この落雷はものすごい音で、病院の建物も振動したそうです。G君は恐怖のどん底に突き落とされたようです。「カーテンの裏に幽霊がいる、オホホ、と声を立てている！」と泣き叫びます。「幽霊が怖い、オホホとこっちを見て笑っている」と看護師さんに抱きついて救いを求めます。その夜は、看護師さんがなだめましたが、翌日、両親が主治医に呼ばれ、もう退院してよいと言われました。

両親は九月末ごろの退院と思っていたので、突然のことでかなり不安でしたが、仕方なく連れて帰りました。ほとんど骨折が回復してきていて、自宅療法でもよいと思われたのかもしれませんが、G君が幽霊がいるとおびえだしたので、同室の他の子どもたちが不安になってはという心配もあったのでしょう。しかし、帰宅して落ち着くかと思ったら、家でも怖い、「幽霊があそこに潜んでいそうだ」とおびえます。母親が買い物に外出しようとすると、「お母ちゃんがいないと幽霊が来る」「いつも一緒にいて」と離しません。

退院して帰宅した翌々日、近所に落雷がありました。それにひどく動顚してしまい、もうすっかり別人のようにかたくなになって、ことばも話せなくなりました。と同時に、今までなんともなかった右足が動かなくなって、立つことも、這うこともできません。翌日、入院していた病院を受診して右足のX線撮影や、ＭＲＩや、神経学的検査をしてもらいましたが、異常はない、骨折したところもほぼ治癒していると言われました。そして、近所の小児科のかかりつけ医の紹介で、退院から五日目に私のもとにやってきました。

立って踏ん張る力がない右足も、臥した姿勢では良く動かせますし、筋力の低下も、感覚の障害もありません。しかし立たせると、その力が抜けぐったりと座りこみます。これは、「失立《しつりつ》」「失歩《しっぽ》」という症状で、神経症学では「転換反応」と呼ばれている心因性の運動障害です。幽霊が見えるという現象は、神経症学では「解離反応」と呼ばれています。いずれも、あまりにも強い恐怖、本人にはとても耐えられそうにない驚愕体験のあと、未熟なパーソナリティの人や、子どもに起こりやすい症状です。

両親にそのことをよく説明し、Ｇ君が事故や落雷で受けた心理的恐怖が軽減し、それを少しずつこころの中で解消できるようになると段々とよくなってくると話しました。話ができなくなったというG君とプレイルームで怪獣ロボットで遊ぶと、声を立てて笑いました。私は両親に、G君と愛撫するようにたわむれて、歩行練習もさせてみたら、と頼みました。

一週おきの受診ごとに、笑顔も増え、いろいろと話をしてくれるようになりました。「もう雷は怖くない、幽霊も怖くない」「お母さんがいないと何か起こりそうで心配」「昨日、怖い夢を見た。足が取れて、なくなってしまった」などと語ります。

G君は、交通事故で骨折し、落雷の恐怖でいろいろな症状を呈するようになった子どもですが、根っこは交通事故に伴う恐怖や苦痛で、落雷はその恐怖を賦活したものだろうと思いました。十月になって、登校を促しました。学校内に原因のある障害ではないので、友達とのふれあいからよい結果が生まれると思ったからです。G君は松葉杖をついて登校しました。クラスの皆は「G君が戻ってきた」と大喜びでした。

これで、G君は苦痛からすっかり解放されるかと思ったのですが、そういうわけにはいきませんでした。平静にしていても、突然、怖い、苦しい、と母親に抱きつこうとします。特に、車が急停車するブレーキの音を聞くと、たまらない恐怖感が甦ってきます。夜中、祖母のいびきの音で目覚めて起き上がり、怖いと泣き出します。G君も、外傷後ストレス障害（PTSD）と呼ばれる、事故のあとの心的後遺症を引きずってしまったのです。それは、事故から二年後の七月まで続いていました。やっと夏休みになって、それから脱出できたのではないかと思われるようになりました。

子どもが事故に遭わないようにと、万全の配慮を尽くすことが最も重要ですが、不幸にして事故に遭ったら、そのときの恐怖、治療中の苦痛や不安の癒しにも、最初から留意した働きかけの必要性を感じます。

書籍『災害の心理』から

この子どものPTSDの事例を記していたら、清水將之さんが『災害の心理』（創元社、二〇〇六年八月初版発行）という、人がどのような災害に遭い、どう苦しんできたかを、広く、そして深く記された、とてもすばらしい本を出版されていることを知りましたので、ここで紹介します。

清水さんは、日本児童青年期精神医学会の理事長も務められた精神科医で、月刊誌『教育と医学』二〇〇五年七月号に「巻頭随筆・安全な教育とは」を書いておられます。

清水さんの災害とのかかわりは、ご自身が当事者ともなられた、阪神・淡路大震災への長年にわたる救援活動に始まります。この十数年の体験を通じて、清水さんはさまざまな感慨を持ち、災害に遭うということ、それを救うということの意味について考えます。その道程で、人類の災害についての歴史、災害に遭った人々の苦悩、ＰＴＳＤという概念が生まれたいきさつ、児童虐待のこと、犯罪被害者の心性などに関する数多くの文献や書物を読みこなされ、災害に遭い、苦しむ人々の心理を理解するのに役立てようとし、そのエッセンスが本書でも解説されています。

しかし、清水さんの目指したのは、災害とはなにか、災害に遭った人を助けるにはどうあるべきかの提言です。先に述べたＧ君との関連でいうと、自然災害と人為災害は区別できないという視点を持たなくてはならないこと、衝撃的なトラウマを受けた人には、ゆっくりと時間をかけてトラウマを想起し、喪の作業に付き合い、トラウマを弱毒化して、その人の生活史へ書き込むことの援助をすることである、と述べています（喪の作業とは、近親者が逝き、強い悲哀とともにこころの空白が生じているとき、それをうめようとする心理的努力で、モーニング・ワークともよばれています）。

また、清水さんは、私たち一般の市民に対する最も残虐な災害は戦争であり、私たちが市民としての日常生活を維持するには、戦争を否定し、平和を維持するよう発言し、行動していくことが不可欠であると説きます。そういう意志を持った治療家のみが、災害のトラウマに苦しむ人々を救えると提言しているように、私は読み取りました。

いじめについて考える（1）

赤ちゃんのよちよち歩きから本書を書き始めて、ようやく小学一年生までたどり着きました。少しずつ対象年齢を上げていこうと思っていたのですが、ここでは小学六年生のことを取り上げることにしました。

それは二〇〇六年十月二日の新聞で、北海道滝川市の小学六年生の少女が、いじめに苦しんで学校の教室で首を吊って自殺したことが報道されてから、いろいろな学校でのいじめ自殺の報道が続き、この問題についての論議がさまざまな視点からなされるようになったからです。しかし、私には大切な点がまだ論じられていないような気がしますので、あえてここで述べたいと思います。これらのいじめ自殺のなかで、私がとても衝撃を受け、悲しみにつつまれたのは、一連の報道の最初だったこともありますが、やはり北海道滝川市の小学六年生の少女についてでした。

滝川市の少女の遺書

毎日新聞の報道によると、少女は二〇〇五年九月九日に遺書を残し、教室で天井に設置されたスライド映写用のスクリーンの梁にひもをかけ、くびを吊ったと記されています。そして意識不明のまま二〇〇六年一月六日、入院中の病院で亡くなりました。教壇の上には、「私が死んだら読んでください」というメモ書きとともに、七通の遺書が置いてありました。とても悲しい内容のものですが、一部を記します。

「学校のみんなへ

私は、この学校や生とのことがとてもいやになりました。それは、三年生のころからです。なぜか私の周りに人がいないんです。五年生になって人から『きもい』といわれてとてもつらくなりました。

六年生になって私がチクリだったのか差べつされるようになりました。それがだんだんエスカレートしました。一時はおさまったのですが、周りの人が私をさけているような気がしました。何度も自殺を考えました。

でもこわくてできませんでした。

でも、今私はけっしんしました。
六年生のみんなへ
六年生のことを考えていると、『大嫌い』とか『最てい』という言葉がうかびます。みんなは私のことがきらいでしたか？　きもちがわるかったですか？　私はみんなに冷たくされているような気がしました。それは、とても悲しくて苦しくて、たえられませんでした。なので私は、自殺をかんがえました」
このような遺書を教壇に置いて、その教室で自殺をはかったのです。この少女の無念さが私に伝わるのは、少女が教室を死に場所に選んだ、ということです。

会社で自殺したAさんの想いとの重なり

約二十年前のことですが、私は大手金融機関に勤めていた当時四十二歳だったAさんを治療していました。Aさんは勤務時間中に会社の控え室で首吊り自殺をして亡くなられたのですが、私には滝川市の小六少女の自殺がどうしてもAさんと重なってしまうのです。

Aさんは東北地方の支店から、九州のある支店に転勤してきました。昇格かと期待しましたが、横滑りの異動でした。Aさんは気を取り直して、ここで業績を上げようとがんばりました。しかし、上司にはなかなか評価してもらえません。初めての赴任地であった九州の風習に慣れていないのに、次々にノルマが増え、それが果たせないとひどい叱責を受けます。まさに粉骨砕身の気持ちで働きましたが、上司に気に入られる成績があげられません。Ａさんは考え込み、自分は駄目なのかと悩みました。夜も眠れず、食欲も細り、痩せてきました。疲労感は募り、ため息ばかり出ます。時々、もう死んだほうが楽だなという考えが浮かぶようになりました。

奥さんがもう限界にきていると判断し、私のもとに受診に来ました。Ａさんはうつ病の重い状態でした。私と奥さんは、今は会社を休んで疲れを癒し、仕事ができる状態まで回復するよう療養しよう、と説得しました。しかしＡさんは、それはできない、会社を休むと自分は敗残兵のような惨めさに打ちのめされてもう駄目になる、と言います。数週間、外来で抗うつ剤を服用しながらがんばってみると主張しました。

その後、二週間ほどは少し軽快したかなと思われましたが、次週にはまた以前にもまして、疲労感、抑うつ感が強まってきました。やっと立っている状態に見えました。やっとＡさんも、私と奥さんの説得を受け入れて、入院治療を受けようと決意してくれました。

会社に戻ってＡさんは、うつ病の外来治療を受けてきたが、ひどくなるばかりなので入院治療を受けたい、申し訳ないがしばらく休ませてください、と必死の思いで上司に哀願しました。すると、上司は「君はそんなに悪くは見えないぞ。入院なんぞするより、働いて業績が上がったほうが元気が出てくるぞ」と言われ、休養願いは却下されました。

がっかりして途方にくれたAさんは、ただ受動的にロボットのように働き続けましたが、もうふらふらで、まるで夢遊病者のようだったとのことです。そして一週間たった日、もうこれ以上はやれないと絶望したAさんは、会社の控え室で、自分のベルトで首を吊って自殺しました。自分の気持ちをくもうとしてくれない上司、企業が持つべき人権意識や職場精神保健システムの不備など、さまざまのことへの抗議だったと思います。

地方の新聞には小さく報道されただけでしたが、この記事がある通信社のジャーナリストの目にとまり、「現代のセールスマンの壮絶な死」としてスクープされ、雑誌で大きく取り上げられました。その中で、取材を受けたその上司は「A君は疲れているようだったので、休んで治療を受けたらと私は勧めたのですが、A君はいや大丈夫です、と聞き入れてくれませんでした」としゃべっているのです。

このところ続いたいじめ自殺で、学校や教育委員会の責任者の弁明の記事を読むと、さすがにAさんの上司のようなでたらめは言わないにしても、やはり自分の責任回避が前面に出て、亡くなった子どもたちの無念な心情に思いを寄せる発言は少ないように思います。

いじめによる自殺を考える際の出発点となるのは、どうして死ななくてはならなかったか、それまでにどのような辛い体験があって、どういう感情反応が起こり、周りに対してどのような判断をして、そして行動決定をしたのかを追体験してみようという試みではないか、と考えます。

変質してきたいじめ

遺書といっても私は全文を読んだわけではなく、新聞に掲載されたものを読んだだけですので、少女の当時の心理状態を詳しく推測する資料とはいえないかもしれません。しかし、少女の悲しみや怒りの感情は伝わってきます。学校や友人に裏切られた感情を抱き、傷つけられ、失意からもう死んでしまう以外に救われないという気持ちになってきたこと、そして学校や友人への痛烈な抗議の意味で、「自らの死」の場所に教室を選んだということができるでしょう。

しかし、死ななくてはならないほど辛いことがあったのか、どうして少女がそこまで追い詰められた心理状態になっていることをだれもわかってやれなかったのかを突き詰めて考えようとすると、やはりすっきりとは理解できません。それは、少女の遺書が、これまでのいじめ自殺の子どもたちの残した遺書とはかなり異なっているからです。いじめの性質が根本的に変わってきて、これまでのような子どもの悲しみ、絶望感への共感的理解ではつかめなくなっているといえるのではないか、と考えます。

一九九四年にいじめによる自殺をした、当時十三歳だった愛知県西尾市の大河内清輝君は、これまで考えられている典型的ないじめの犠牲者といえるでしょう。

清輝君のお父さんは、もうこんな自殺は清輝が最後であってほしいという願いから、遺書の全文を公開され、世に訴えられました。清輝君は四人の加害者の標的となり、巧妙な手段でお金を恐喝され続け、お金がないと死ぬほど怖い目に遭わされ、まったく奴隷のような扱いでこき使われ、もうどうにもならない心境に追い詰められて、自分の人間としての尊厳を保つためには自殺しかないと決断したのでした。

そういうのがいじめだとする教育関係者から見ると、滝川市の少女の場合、学校や同市の教育委員会の幹部がいじめと関係があったとはいえないと主張し続け、少女の遺したものを〝それは手紙だ〟と言って、遺書として読もうともしなかったのは、その人たちの考えからすると当然なことだったのでしょう。しかしこれでは、少女の悔しさ、空しさ、悲しみに対する憐憫の情を持ち合わせない人々によって、小学校教育が指導されていたことになります。

いじめられて〝怖かった〟と述べる子どもたち

滝川市の少女へのいじめでは、いわゆる加害者、追従者、傍観者といった構図はなかったようです。皆が代わる代わるか、あるいは全員で、少女に冷たい態度をとる、意地悪を言う、嫌悪感を表し、少女を避け、孤立させて、悲しくて、寂しい状態においておくというものだったと理解できます。

私の診療室に来る小学五年生から中学一年生にかけての子どもたちの中には、あの少女の気持ちはよくわかる、私もそうだった、と訴える者が少なくありません。〝先生、それは体験した者でないとわからない、不安で怖いものです〟と述べます。自分の体験を話しているうちに、その状況が浮かんできたのか、泣き出してしまうこともしばしばです。〝悲しい〟と述べずに、〝怖かった〟と表現することに、私はびっくりします。

クラスの誰かを仲間はずれにして孤立させ、不安で寂しい心理状態に陥れておかないと、落ち着かない気持ちになってしまうのかな……とも思われます。いつも礼儀正しく、人のことを気にかけて、親切な、当番も掃除もこつこつとまじめにやって、まねできないなぁと思われるような、いわゆる良い子がだんだんといじめられていくようです。

「誕生日に来てね」と言いながら、当日になったら、その子に聞こえるように他の友達だけを誘うとか、「あなたはクラスの中で今、人気がないよ」「○○さんはあなたのことケチと言ってたよ」など、そんなことどうだって良いではないかと思うのですが、それらがショックとなる雰囲気があるのだそうです。

いじめられる前は自分も友達に意地悪を言ったり、仲間に入れてやらなかったことも多かったという子どもの述懐では、誰かが指導者というわけではないのに、自然と誰かを孤立させたり、やさしくない言動をとろうという申し合わせができてしまい、そうしていたほうが、なにか楽だったということです。そういう態度をとりそびれて、自分がいじめられるようになったと言います。目立つようないじめをするのではなく、じっと集団の動向を見極めて、それに沿った行動を自分の意思での行動のようにしなくてはならないのでしたら、子どもの学校適応はとても大変だなと思わざるをえません。

大人の価値観の変化が子どものいじめに影響している

私は子どもの自己価値の発達についての調査研究を十五年前まで行っていました。それによると、小学生は四年生ごろから、自分はどうなくてはいけないとか、どういう行動をとらなくてはいけないという価値規範を持つようになります。日本の子どもの自己価値（自分は良い子であるという満足感、といってもよいでしょう）は、自分の気持ちを抑えても、他の子どもたちから逸脱しないで、協調的態度がとれるか、ということと強い相関を持っていました。それが、自己主張の乏しさ、個性的発想の欠如と指摘されたとしても、良い面としては、協調性、全体的なまとまった行動がとれることの一因でもありました。子どもだけでなく、日本人の行動特性でもあったといえましょう。

それが、バブル経済の崩壊、グローバリゼーションと市場経済主義の到来によって、日本の社会経済構造は急変し、それに伴って生活の価値観まで変容しつつあるといわれます。個人主義的生活パターン、調和を考えない自己主張がはびこってきました。大人のそのような価値観と生活態度の急変は、子どもたちにも影響を与えないはずはありません。

一連のいじめ問題も、その影響を抜きにして考えることはできません。むしろ、子どもたちが、大人の欺瞞的個人主義を戯画的に演じているともいえるでしょう。自由と責任を自覚しての個人主義ならそれはそれで正しい方向です。今の子どものいじめに、大人社会の中途半端な個人主義が投影されているとしたら、それは全体主義が捨てられない、ご都合的自己主張に他なりません。いじめ問題の解決は、大人社会の問題、日本の価値観の危機という視点で考えて、対策を練らなくてはならないと考えます。

いじめについて考える(2)

さて、いじめのありようが変質してきているのでは、と述べました。そうだとすると、いじめの理解、その予防の対策も従来の方法は通用しないということになります。そこでもう少しいじめについて考えます。

クラスで無視され続け、自殺企図におよんだH子

小学六年生、十一歳のH子は五年生のときから、クラスで仲間はずれにされ、疎外感に悩んできました。H子は、何事にも責任感が強く、決められたことはきちんと守らなくてはならないという意志を持った少女で、いい加減にやることが大嫌いでした。

五年生になって、クラス構成も担任の先生も変わりました。そのクラスは授業中も先生

の話を聞かず、私語がひどかったそうです。授業に注意を向けようとしても、ざわついた状況では聞き取れません。H子には我慢できない事態でした。こういうことじゃだめではないか、と皆に訴えました。そのようなH子の態度は他の子どもたちには疎ましく感じられるようになったようです。次第にH子と視線を合わせない、声をかけないなど、あからさまに無視した行動を皆がとるようになりました。

そのような状況でもじっと我慢してきました。しかし、六年生になると、ただ無視するだけでなく、ルールを守らなかったり、こそこそ話をするのをH子がいやなのを知っている子どもたちが、わざとそのようなことをして見せて、H子がどのような反応をするか、どんな表情に変わるかを見て楽しむようになりました。退屈すると、H子のいやがることをして、表情がこわばるH子を見てからかう者もいました。

九月末に修学旅行がありましたが、皆てんでんばらばらに勝手なことをして、まとまった集団行動をとらないので、H子はいらいらして疲れきってしまいました。すべてがH子をからかう目的での行動ではなかったのでしょうが、H子はもう絶望的な気持ちに襲われていました。

修学旅行から帰ると、学校に行けません。家でぼんやり考え込んでいると、生きるとはどういうことか、死んだらどうなるのか、という考えが浮かんできました。リストカットしてみようかと、かみそりを探しました。そして、横に薄く切るのではなく上腕部の筋肉に縦に深く切り込んでしまったため出血多量となり、外科の救急外来で縫合処置をしてもらいました。幸いに、動脈をそれていたので大事にいたらず、外来通院で傷は治りました。

このH子の自殺企図で、学校では校長先生の主導でクラスでの話し合い、保護者会が開かれました。経過を聞かされた保護者の多くは、自分たちの子どもが悪かったと判断し、H子の母親に謝り、耐えてきたH子に同情し、励ましました。

H子に、どうしてそのような行動をとってしまったかを聞くと、「あのときのことはよく憶えていません。もうどうなってもよいという気持ちになってはいました」、また「私へのいじめは、誰かある人が悪いというのではありません。私はクラスの全員の振舞い、先生の態度、クラスの雰囲気そのものがもうすっかりいやになって、そこから逃げ出したいという気持ちになっていました」と語ってくれました。

このようなことになったのは、先生にも責任があるといえます。授業への熱意、学習指導の能力にも足りない面があったといえます。そして、クラス集団の心理的力動をもう少しつかんでいてほしかったと思います。受け持ちの子どもたちの気持ちを理解してやろうという努力がなされていなかったようです。子どもたちとの心理的な交流があれば、全体の関係がどうなっていたかわかったはずです。

出席停止制度について

いじめ行為の加害者や、常習のいじめっ子を登校させないという制度を活用すべきだという意見も根強いようです。しかし、これはなかなか難しい問題を含んでいます。大河内清輝君を自殺に追いやった、あの悪質な脅迫行為を執拗に続けた四人とされる加害少年には、それを適用して清輝君を守るべきだったと思います。しかしそのような陰湿な加害少年は、手段が巧妙でなかなか事前に察知するのが困難です。

二〇〇六年末ごろから一連のいじめ報道が始まって、この子はいじめっ子なのですと、母親に連れられて何人かの少年が私の診療室にやってきました。こんなことはこれまでなかったことです。お宅の子どもにつねられた、殴られた、鉛筆を奪われた、給食を半分食べられたなどの抗議が、保護者から学校へ、さらにそのいじめっ子の母親にも連日来るようになり、なかにはもう学校に来させないでくれと言う厳しい方もいたそうです。母親はそのつど謝りに回っていましたが、なかなか許してもらえません。母親がクラスの他の子どもたちの親御さんに、児童精神科のクリニックに通院して、情緒不安定の治療を受けさせるからということで、やっと登校を認めてもらったという子どももいます。

いじめっ子の悪評で、やむなく受診にきたI君

小学四年生、十歳のI君もその一人です。あどけない表情で、ニコニコしていますが、身体は他児よりはるかに大きく、腕力も強そうです。クラスではいつも威張っていて、自分の意見を聞かない友人に暴力をふるったり、またカードや気に入った学用品を取り上げることもありました。それも隠れてするのでなく、堂々とやるので、先生はいつも注意しますが、数日たつとまた同じ悪さをします。この子はどうにもならない悪ガキだという評判が保護者にも伝わって、母親は窮地に立たされ、私のもとへの受診を思い立ったということです。

私は、I君にまず箱庭を作ってもらいました。大勢の子どもたちがイルカのショーを見て楽しんでいる場面を作ります。腕白少年のものとは思えない優しいものです。次に、知能テストをやってみました。熱心に取り組んでがんばります。かなりの出来です。そして話し合いに入りました。次のようなやりとりです。

私「君はどうしてお友達をたたいたりしたの？」
I君「僕の言うこと聞かないときたたいた」
私「君は、喧嘩は強いの？」
I君「うん。クラスで一番、学年でも一番になった」
私「二番の子にひっくり返されないか心配じゃない？」
I君「そんなことない、僕のほうが絶対強い。大丈夫だ」
私「じゃ、君は王様みたいなもんだな」
I君「うん、そうかな」
私「強い王様が弱い子をいじめたらいけないなぁ、王様は弱い人をいたわってやらなくちゃ」
I君「うん、これからはそうする」
私「I君、勉強は？」
I君「得意じゃない、算数は良いけど……」
私「ここのテストは良くできたよ、勉強も喧嘩みたいに一番はむりでも、かなりの線はいくと思うよ」
I君「そうかな」

私「これから時々ここに、先生に叱られに来れるかな」
I君「うん、来る、来週も来たい」。

こういうことで治療に通うことになりました。話し合いの中で、二年前に両親が離婚し、寂しい気持ちをつのらせていたこと、豪腕を自慢して気持ちをまぎらわせていたこともわかりました。三回通院しただけで、学校では掃除も率先してやるようになるし、以前の暴言や乱暴な行為は影をひそめました。

他のいじめっ子たちもI君と似たような心理的な状況で、同じような家族背景を持っていました。この子どもたちの学校での行動はいけないものでしたが、といっていきなり出席停止制度の活用ということを考えるのでなく、どうしてそのような振る舞いをするのかという視点でかかわってやることが必要だと思います。

〝この子はいじめっ子です〟と母親が治療に連れてくるような事例は、はじめからもう治る条件を満たしていたのでしょうが、いわゆる「いじめっ子」と名指しされる子どもでも、良い子になる可能性を持っていると思います。

変質してきた今のいじめは、一人の子どもを、まるで皆が何事もなかったかのようによそおいながら、孤立させ、惨めな気分に浸らせることによって、自分たちは満足感を持つというものです。I君のような、一人だけ浮き上がったようないじめっ子は、他の子どものような要領のよさを持ち合わせていないのかもしれません。その子どもを保護者がよってたかって非難し、学校に来るなと言うのなら、それもまた、もう一つのいじめともいえましょう。

今こそ三十人学級の実現を

いじめ問題についての論議は、日本の教育をいかに立て直すかという問題に直結してきます。いじめをいかにしてなくすことができるかが、まず問われています。

政府の対策は、新聞やテレビで毎日のように報道されますが、三十人学級の実現がまず目指されなくてはならないのに、そのことが重要視されていないのが私には不思議でなりません。いじめの予防、教育の再生は、学校で先生と子どもたちが、信頼で結ばれた関係をつくり上げ、それを基に学ぶことの楽しみが体験できるということから始まります。先生が一人ひとりの子どものこころの状態をしっかりと理解し、愛情を持って勉強の楽しさ、重要さを教えていかねばなりません。そのような教育ができる条件が整えば、いじめなど、ぐっと少なくなるでしょう。

まず、先生が、子どもたちにすべての情熱を注ぎ、学び合いの関係をつくろうとする誠実な努力が要求されますが、それには一クラスの人数が三十人以下でないと、どうにもなりません。いかに先生が優秀で、辛苦をいとわずがんばっても、一クラス三十人以上だと、必ずどこかでほころびが出て、ひいては子どもたちもまとまらず、先生は疲れはてて身動きできない状態に陥ってきます。いじめのない学校づくり、教育の再生には、まず三十人学級の実現が何よりも必要だと考えます。

そのことは文部科学省の方々も熟知しておられるはずですが、表立って強調しないのは、やはりお金がかかるからでしょう。しかし今後の日本を考えるとき、一番大切なことが教育であると考えるのであるなら、その基本条件である三十人学級は他の予算をいくらか回してでも実現すべきです。それにふれないのは、ただ改革を唱えるだけで、本当はやる気がないのだ……と思いたくなります。

お金はかけない、先生たちにがんばってもらうことにしよう、うまくできない人は不適格教師とする免許更新制度をつくって退場してもらおう、という案に落ち着きそうに思えてなりません。

『世界』や『中央公論』などでも教育問題を特集していますが、そのなかの、〝教師をいじめれば日本の教育は良くなるのか〟〝教師は何に追い詰められているのか〟〝深刻な精神的ストレスに苦悩する教員たち〟というタイトルの論考を読むと、事態の切実さを知らされます。いろいろな問題が山積していますが、なにはともあれ、まず三十人学級だけは実現してもらいたい、というのが私の願いです。

学校管理体制について

いじめ自殺についての論議のなかで、今のような、文部科学省、県の教育委員会、市町村の教育委員会とつながる指令系統のもとでは、校長は単なる中間管理職に過ぎず、独自の学校運営や、自由な教育指導はできないのではないか、それが今のいじめをはじめとする学校の困難な事態を招いたのではないか、という意見がいろいろな分野の方々から出されました。

このことに関連することを、私は『教育と医学』の二〇〇〇年四月号（特集・もうひとつの教育）に「スクールカウンセラーから見た日本人学校」という論考を書き、意見を述べました（巻末資料1参照）。

私は一九九九年五月から二〇〇〇年六月まで、パリ日本人学校で、非常勤のスクールカウンセラー兼校医として働きました。勤務の日はスクールバスに子どもたちと一緒に乗って登校するので、八時には学校に着き、夕方四時にまたバスで帰りました。一日中、学校で子どもたちと一緒に過ごすことができました。私のカウンセラー兼校医の仕事のない時間帯には、先生方にお願いして、生徒になって子どもたちに交ざって授業を受けました。半年もたつと、学校のことが大分わかってきました。三十人以下の学級でないといけないと痛感したのも、その時です。それらの体験を綴ったのが、前掲の『教育と医学』の論考です。

ちょうどその頃日本では、学級崩壊という現象が小学校低学年でもひどくなってきていました。私たちはそれがどうして起こったのか考えあぐねていました。しかしパリ日本人学校は、学級崩壊とはまったく無縁なところで、授業は整然と進められ、子どもたちのほとんどは意欲的に学習に参加して、学ぶことを楽しんでいました。先生方は子どもの気持ちを理解しようと努め、ちょっとした行動も変化も感じ取り、受容的にかかわっていました。各先生同士の連帯感も強く、教育方法や指導技術についての研鑽の勉強会もよく行われていました。

私には、ここでは理想の学校教育が行われていると思われました。どうしてこのようなことが可能になるかを自問すると、一つは三十人学級になりますが、主たる要因に、学校運営の形態、学校管理体制の問題があると考えました。

外国では、日本の公立学校はつくれないそうです。そこでパリでは、日本人会、日本企業の現地法人、生徒たちの保護者会、それに日本大使館の方々からなる、日本人学校設立運営理事会がつくられ、資金を出し合って私立の学校をつくり、そこに日本全国の公立の小・中学校から選抜された先生方が三年契約で文部省から派遣されて、生徒の教育に携わるという形態になっています。私立の学校に、公務員の先生が出向いて教鞭をとるという学校体制です。校長先生は、スポンサーの理事会メンバーや保護者への気配り、資金調達など、日本の公立学校長時代とは違った苦労があるようです。しかし、教育委員会に毎度細かい指示・指導を受けることもなく、自分の教育愛、教育理念に基づく学校運営ができる楽しさを味わっておられるように見受けました。

私は、その『教育と医学』に書いた論考で、外国の日本人学校でできることは、日本の小・中学校でもできるはずだと述べました。そして、学校運営、学校管理のあり方を外国の日本人学校に近づけるという試みもなされていいのではないか、と説きました。地域住民の集まり・保護者会が、学校運営の組織をつくり、学校管理の主体となり、そこに公務員の先生が来て教育活動を行うというのも、ひとつの案かもしれません。

今、地域社会でも、地区の学校は自分たちの公共財であるという意識が薄れているようです。また保護者の中には、学校には不満を述べ、批判するだけで、学校行事への協力などはしない人が少なくなく、先生たちの意欲をそぐ一因ともなっているといわれます。学校教育は、ただ教師だけでできるものではなく、地域社会、保護者が、自分たちの子どもを一緒になって育てていこうという気運が起こらなくては、うまく進みません。それが可能となる学校運営、学校管理のあり方も、関係者が論議していかなくてはなりません。

いじめ自殺の報道や、それに続く論評も、だんだんと興味本位のものから、いかにして日本の義務教育を変えたらよいかという、前向きで、建設的なものが多くなったと思っています。不幸ないじめ自殺が、日本の教育のあり方を考え、良い方向に変えていく契機とならなくては、自殺した子どもたちに申し訳が立ちません。

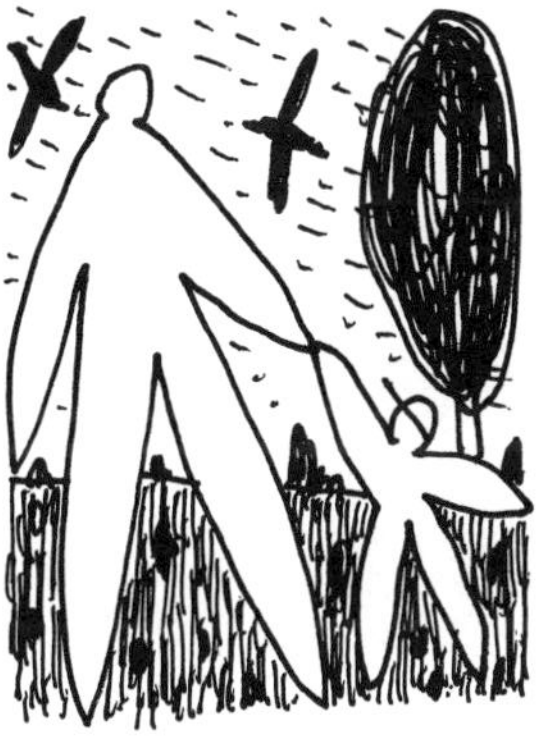

排泄の問題をひきずる小学生

いろいろな配慮が必要な遺糞症

児童精神科のクリニックを受診する小学一、二年生でわりと多いのが、排泄機能が一度出来上がっていたのに、小学入学直前あるいは小学入学後しばらくして、ウンチを知らぬ間にもらしてしまうようになるという、遺糞症《いふんしょう》の子どもです。

生理的な排便調節機能はふつうであるにもかかわらず、そして三歳以降はほぼきちんとトイレで排泄し失敗することはあまりなかったのに、ある時期からパンツを汚したり、ひどいときはズボンにまで染みとおるほどもらしてしまうようになります。遺糞症のほとんどが男児ですが、ズボンの裾からウンチの小片がころころと転がってくることもあります。

日本の育児書や、小児科学、児童精神医学の教科書ではそれほど記述されていませんが、世界保健機構（WHO）が作成した「国際疾病分類第10版」（ICD—10）では、非器質性遺糞症（Nonorganic encoporesis）として、かなり詳しく説明されています。そこにさかれた紙幅はアスペルガー症候群より多いので、日本ばかりでなく、外国でも少なくない病態であり、またその治療にはいろいろな配慮が必要であることを訴えているように思います。

子どもの排便調節が完成するにはかなりの年月を要するので、遺糞症があるからと、小学低学年でそうめくじらを立てなくてもよいのではないか、待っていたら自然と解決するのでは、という意見もあります。確かに、遺糞症と診断される子どもの中には、排便の習慣が確立しないままずっと失敗してきたという経過のものや、小学校入学に伴う緊張や不安が結腸や直腸を支配する自律神経や、排便に関与する筋肉の神経の機能の変調をきたし、一時的に便秘・下痢の繰り返し状態が引き起こされた、という場合もあります。

しかし、私がここで取り上げる非器質性遺糞症は、もっと心理的要因が大きいもの、つまり排泄訓練にまつわる母親との情緒的葛藤が未解決なままで、どうにか取り繕ってきたという母子関係が根っこにあるというものです。

小学入学の後、さまざまなしつけを母親が行うなかで、子どもが母親に対して充分に甘えられない気持ち、ある種のいらだたしさ、あるいは後ろめたさなどの混じった複雑な感情を抱くようになり、それが根っことなり、排泄の問題を喚起したのでは……と思いたくなる事例です。

それは、子どもとの治療的かかわりによって私が感じ取る前に、子どもをつれてきた母親自身が確信していて、私に教えてくれます。母親は、「この子は私の気持ちを読み取って、私を困らせるように汚すのです。私がいらいらしてこの子に当たると、これでもかといわんばかりに、べったりとパンツにウンチをつけます。もう、悪循環です。この子が二歳ごろの私の苦労をよみがえらせてくれます」と述べます。そのような示唆を母親から聞いて、子どもの治療を始めると、やはりそうだなと痛感することがしばしばです。

排泄のしつけと、母子の関係

一般的に、一歳半を過ぎたころから決まった場所（トイレやおまる）で排泄するようにしつけが始められます。その頃になると、排泄をつかさどる骨格、筋肉、神経が充分に発達してきているからです。しかし、それがどの子どもでもスムーズに行えるとは限りません。特に、男の子の排便のしつけには苦労を伴うことが少なくありません。それは、女の子のほうが排便調節機能の生理的発達が早いからだと考えられています。

これまで子どもは、自由に好きなときにオムツの中に排泄し、それを母親に拭いてもらえばよかったのに、おまるに座らされて、力んで排泄するよう強いられるのですから、面白くないと感じる子どももいるでしょう。

それにあえて挑戦し努力するには、それなりの条件が整っていなくてはなりません。まず、母親と子どもの間によい関係が育っていることが必要です。自分にとって大切な、そして大好きなお母さんの促しだから試みてみよう、という気持ちが必要です。またおまるにきちんとウンチができると、お母さんはとても喜んでほめてくれます。そしてウンチを決まった場所に出すということは、お母さんの愛情をますます得られることだと知って、排泄の心地よさも体感していくのです。

この排便調節はさまざまな経過、紆余曲折を経て、一年以上かけてやっと完成するのが普通です。母親にとっても忍耐のいることです。うまくいったと思ってもすぐ逆戻りしたり、排泄を嫌がって頑固な便秘をきたすこともあります。出す・出さないの主導権を子どもが握ってしまって、母親は子どもにもてあそばれ、振り回されていると感じることもあります。ことに清潔好きで、そしてやや気短かな母親は、いらいらして早急な訓練方法をしがちです。ひどく叱ったり、怒鳴ったりもします。そうなると、母子間での悪循環が起こり、安定した関係を修復するのに手間取って、排便調節機能がどうにか出来上がるのに二年以上もかかり、やっと四歳を過ぎてできるということもしばしばです。

それでもその後は、母子の関係も安定し、排泄にさしたる問題も起こらなくなるのならよいのですが、小学入学前後にまた問題の排泄行為がぶり返して現れるのが、非器質性遺糞症と呼ばれる状態です。母親にすれば、〝もう大丈夫と思ってほっとしていたのに、またか！〟と、いらだってしまいます。なかには六歳にもなってこんなことになってと、怒り心頭に近い感情を表す母親もいます。それでも、母親がこのままではいけないと気持ちを切り換え、児童精神科医のもとへ母子で受診したのが、次に述べるＪ君のような事例です。

外国の児童精神医学の教科書では、非器質性遺糞症には退行型と攻撃型の二つのタイプがあると記述されています。退行型とは、赤ちゃんのころの母親に拭き取ってもらったような関係に戻りたいという願望から起こったもので、攻撃型とは、自分に理不尽なことを強制し、いつも怒ってばかりで愛情をかけてくれない母親への恨みの感情から引き起こされたものだと説明されています。しかし実際には両者を区別することは難しく、その中間型といえるものが多いように思います。

日本人は潔癖なので、母親が排泄訓練を始めるのが早すぎるのではないかという指摘もあります。昔は、数少ない布オシメを洗っては干しの作業も大変で、早く自律排泄できたらという願いを持った母親は多かったと思います。しかし、今は紙オムツが普及し、値段も手ごろなことから、皆それを使うようになりました。そのため排泄訓練を始めるのも昔より遅くなったようです。しかし、臭いへの敏感さはこれまでに増して、強くなっています。店に並ぶトイレ洗浄剤や脱臭剤の多さといったら、まさに世界一でしょう。排泄訓練の開始時期は他国並みになっても、排泄のしくじりに対する厳しさはやはり強く、それも日本の非器質性遺糞症の特徴になっているようです。

六歳から九歳まで続いたJ君と母親の葛藤

Ｊ君は小学一年生の六月、パンツをべったりと汚してしまうことが多くなったと、両親に連れられて私のもとに受診に来ました。Ｊ君には一歳八カ月違いと、四歳二カ月違いの二人の妹がいます。

母親は第二子が誕生すると二人のおむつ替えは大変だからと、早くからJ君の排泄訓練を始めました。おしっこは割と早く覚えましたが、ウンチのほうはなかなかうまく決まった時間におまるに出せません。出産が迫ってあせってもいた母親は、かなり叱ってしつけようとしました。すると排泄を怖がって便秘をしたので、仕方なくオムツを当てていたということです。

J君は三歳になってやっとオムツが取れましたが、パンツを汚すことはしばしばありました。J君が三歳八カ月のとき、二歳になった妹はオムツが取れ排便もスムーズにできるようになりました。すると兄のJ君がパンツに大量に排泄しはじめました。母親はそれにかなり逆上し、J君をトイレに連れて行き、ここ以外でしたら許さないと、叩いて教え込もうとしました。J君は何時間か泣き続けたそうです。そして、それ以来パンツを汚さなくなりました。しかし、おとなしすぎて、どこか寂しそうだったと父親は述べます。

J君がまたパンツをひどく汚すようになったのは、六歳を過ぎたころからです。下の妹もオムツが取れ、自分でトイレに行けるようになったあとです。母親は、〝自分がオムツをしたい〟とJ君が訴えているように感じたそうです。母親も今度は冷静に対処しようと思って、もらしたらすぐ教えるようにとやさしく言い聞かせたり、市販の整腸剤を飲ませ決まった時間に排泄させようと試みました。しばらくは汚さない日が続きますが、二週間もするとまた再現します。このような遺糞症が起こって、忘れ物が多くなりました。幼稚園にかばんを置いたまま帰宅したこともありました。

小学校の入学当初の二週間は遺糞症は治まっていましたが、五月の連休明けからまたパンツをかなり汚すようになりました。クラスで他の子どもたちが「J君はちびっている、臭い」と言いだしたそうです。先生からそのような知らせを受け、両親は困惑して私のところにJ君を連れてきました。

J君はとても素直で、優しそうな子どもに見えました。知的な能力もかなり高く、学校や家庭のこともうまく説明できます。父親はこんなに何もかもわかっているのに、どうしてウンチが出たことに気づかないのか、またそれを全然恥ずかしいと思わないことが不思議でなりません、と悩みを語ります。

二週おきに通院することにしました。J君と話し合いをしたり、一緒に箱庭を作ったりしました。J君は「どうしてパンツを汚してしまうのか、わからない。知らない間に出てしまっている」と述べます。悩んでいる様子ではなく、むしろ他人事のように感じている様子が気になりました。

母親との面接では、これまでの苦労をまず述べてもらいました。話を聞いていて、J君への腹立たしい気持ちが強く残っていることがわかりました。J君は、二カ月するとかなり良くなって、汚さない日が長く続きました。これは良い変化だなと安心したら、九月の新学期が始まると、以前より汚すのがひどくなりました。家で、妹たちから「兄ちゃん、臭い」となじられても、ただニコニコしているだけです。

全然困っていないように見えるJ君に、母親はいらだたしさを増してきます。また、J君の忘れ物は以前より多くなりました。翌日学校に持っていかなくてはならないものをきちんと揃えられず、必ず何かを忘れます。給食当番の前掛けが入った袋を忘れて、先生をあきれさせたこともあります。

治療のセッションでは、私もいろいろと工夫してみました。子ども向きの弛緩精神療法を取り入れて、おなかが良くなって失敗しないようになる、と自己暗示的なことを習得させようとしましたが、効き目がありません。しばらくパンツ汚しがなくなっても、一カ月するとまた起こってきます。忘れ物も改善されません。

二年生になっても、良くなったり、また元に戻るという状態が繰り返されました。母親も疲れてきて、「この子は私を困らすためにわざとやっているとしか思えない」とか、「私に何か恨みを持っていて、こういう形で仕返しをしているのでしょう。この子に愛情を向けてと言われても、先生、それは無理ですよ」とさえ述べるようになりました。

しかし、私は不思議なことに気づきました。J君はいつもうれしそうに通院してくるのです。母親が本人を前にしてJ君をぼろくそにけなしても、反発するのでもなく、むしろうれしそうに聞いているのです。私は、J君にとっては、二週間に一回、母親と二人だけでJRに乗ってここにやって来るこの時間が何よりうれしいのだ、と思いました。

それからは、治療の主眼を母親において、我慢の糸が切れないように、母親を支え、励ますことに努めました。急場しのぎに「お母さん、この子はきっと良くなりますよ、大きくなったらお母さん想いの孝行息子になりますよ」と述べたこともありました。

それから一年たった三年生の十月、治療からの帰途、駅ビルの食堂で二人でアイスクリームを食べているとき、J君が「母ちゃん、ごめんね。僕これからちびらないようがんばるからね」と述べたそうです。それを聞いて母親は、やっとわかり合えた、うれしくて涙が止まらなかった、と話してくれました。そのようなことがあって、遺糞症は見る見る良くなりました。

年が明けて三年生の三学期の三月、J君が私に、「もう僕治ったよ、これからも大丈夫です」と告げました。全快したとみなして、治療を終えました。

「たかが排泄の問題」では済まされない

乳幼児期の排泄にまつわる未解決の葛藤は、その後の子どもたちの性格形成や行動特性に大きく影響するといわれています。それは大人の強迫性性格や、非社会的人格障害への精神分析療法を行ってきた方々が提唱したもので、多くの精神科医や臨床心理家もその考えを支持しています。

私はそのような病態を持つ大人の精神療法の経験が乏しいので断定的なことを述べる資格はないのですが、もしJ君のような子どもが、母親からもうどうしようもない駄目な子どもだと愛情をかけてもらえなくなり、遺糞に対しても頑丈でぶ厚いオムツを常時着用するだけで放置されていたら、誰に対しても関心を示さない、そして冷淡で非協調的な大人になってしまう可能性が高いと考えざるをえません。

またそのこととも関連しますが、ＩＣＤ—10にもかなりの紙幅をとって記述されているのは、子どものこころの臨床家にとって、非器質性遺糞症の治療をすることは、子どもの病態はその発達過程でのさまざまな体験をつぶさに検討しながら進められなければならないことを教えてくれる格好の機会であるからだとも思います。

自分についての感覚・認識

小学一年生、二年生の心理的苦しみの表現

ある土曜日、午前中は小学一年生の男児が、午後からは小学二年生の女児が初めての受診をしました。

朝やってきた男児は、学校で思いどおりにいかないことがあったり、先生に叱られると、〝もう僕は死ぬ、死んでやる〟と泣きわめくことがしばしばあるので、母親がどうしてこんなに幼稚なのかと心配して連れてきた、というのです。母親が〝もう小学生なんだからそんなにすぐ泣いたらおかしいよ〟とたしなめると、〝いやなことを注意された、頭を打って死にたい〟と泣き出します。母親が〝ごめん、ごめん〟となだめようとすると、〝母

ちゃんは僕が泣いているのに話しかけてきた〃とさらに一時間も泣き続けたそうです。

面接室で話すと、愛嬌のある子どもで、話にもすぐのってきました。君はよく泣くの、と聞くと、自分から語りだします。

「昨日金曜日、お友達と三人で学校から帰ろうとしたら二人がいなくなって置いてきぼりにされた。だから帰って、もう死ぬって泣いたの」。ほかには？ と聞くと、「弟のおもちゃを取り上げて庭に捨てたら、母ちゃんが弟にだけアイスクリームをやって僕にはくれなかったから泣いた」。やはり死にたいと泣いたの？ 「うん、言った」

一緒に絵を描いたり、箱庭を作ったりすると、楽しそうです。とても死にたいと言う子どもとは思えません。これからはいやなことがあっても、死にたいと泣いたらいけないよ、と私が話すと、にっこりとうなずきます。

この子どもにはとても辛いことだったのでしょうが、その表現は幼児的な感情反応といえるものです。自分にとってどんな問題なのかを、自分でしっかりと考えてみようとする思考はまだ芽生えていません。

昼から来た二年生の女児は、それよりも少し進んだ思考をめぐらした反応をとっていました。三カ月前から、学校に行き渋るようになりました。母親が校門まで連れて行くと、どうにか教室に入りますが、すぐ帰ってきます。最近は、朝、学校に向けて家から足を踏み出すことができず、登校できない日が続いています。

この子どもも人なつっこく、またお話が好きです。学校に行けないわけを私が尋ねる前に、自ら語りだしました。

「あのね、私の中に魔女が住むようになったの。その魔女は私に学校に行ったら駄目と言うの。魔女は学校が嫌いなの、私は勉強が好きなのに。私が学校に行こうとしたら長い舌を出して私を部屋に引き込むの」

「私がお母さんについてもらって学校に行ったら、魔女が、寝ている間に学校に行ったねと私をしかったの。それで途中で帰ってきたの」

そんな魔女は早くいなくなってくれたらいいね、と私が言うと、「ううん、魔女は私の中にもう少しいたいと言うの」と答え、まだ学校には行けない、と表明します。母親は、勝手な作り事を言って学校を休む口実にしていると叱りつけますが、本人は本当だからと平然としています。

学校にうまく適応しにくい苦痛や不安を、この少女も自覚はしているのでしょうが、それを自分の心理的問題としてとらえ、対峙することはできないのでしょう。自分に降りかかっている困難、自分で処理しなくてはならない苦痛や不安を自分の問題として受けとめ、それにまつわる悩み、苦しみを自覚し、解決しようとする心理的な機能が芽生えてくるのは、もう少し後ではないかと思います。

自分は誰なのか、どうして自分はいるのか、というこころの働き

自分のこころの動きを感じるようになる、自分の感情・思考を自分でとらえられる意識が出現するのは、個人差はあるものの、ふつう小学三、四年生の頃、九歳から十歳にかけてであるとみなされています。今ここで感じている自分、考えている自分が自分であるということを強く意識するようになります。すると、自分は何者なのか、どうして生きているのか、これからどう生きていけばよいのかなどの疑問もわいてきます。そのようなこころの働きは、自己認識、自我意識などのことばで表現されていますが、私は「自己意識」ということばを使っています。

この自己意識が生まれてくると、子どもの自己像、自分のとらえ方は一段と進み、自分のこころに起こる不安や葛藤の訴え方も変わり、症状も複雑なものになって、大人の持つそれらと基本的には変わらないものとなります。

先に述べた小学一年生と小学二年生の事例のような、苦痛・困難の表現は少なくなって

きます。それに代わり、子どものうつ病や子どもの強迫性障害のような病態がみられるようになります。自分がこのようなことを考えるのはどうしてか、自分はこのようなことでよいのかという、自分についての判断や評価は、自己意識が芽生えて初めて可能となります。子どものうつ病や子どもの強迫性障害は、自己意識が生じて起こりえるものであり、ある意味では自己意識の病理ともいえるからです。

自己意識の成因について

他の人が自分をどう見ているかという配慮が内在化される、いわゆる他者視点が取り入れられて、自分のこころの状態を客観的に把握できるようになって、自己意識が成立するという考えがまずあります。

本書の「幼児のしめす不安反応（2）」（四一頁）で、子どもは五歳前後になると、自分が他の子どもを見て変なことをしているなと思うように、他の子どもも自分を観察していろいろな考えを抱くということがわかるようになる、そして人に笑われないようにという自己規制ができるようになると述べました。ただその時点では、他の子どもが自分をどう見るかが問題であって、自分で自分のことを自己評価する能力はまだ育っていないとみなされます。それが、九歳、十歳になると、他人が思うであろうことを、自分で自分自身を意識し、こころのありようを評価するようになります。

しかし、自己意識はただ他者意識を取り入れただけではない、という主張もあります。赤ちゃんだって自分の体の感覚を確かめ、自分の流儀でまわりを認識し、自分の思いや行動が、少し違うことは感じ取っています。鏡を見て、こう動いているのが自分である、という認識はできるようになります。その感覚、認識の体験が積み重なって、内的な自己意識を深めていくと考えられます。

そのどちらが主な役割を担っているのかについては、発達心理学においても、幼児の行動観察、子どもへの質問調査による研究が多くありますが、結論は出ていないように思われます。自己意識の発達ということへの研究方法が確立していないためでもありましょう。私は臨床的な事例検討は、むしろこの点について有用な示唆をしめす可能性を持っているように感じています。

自己意識の芽生えにおののき、動揺する子どもの状態像、自己意識の成立に伴って起こってくる子どものうつ病や、強迫性障害。これらの子どもたちのしめす、自分のあり方をめぐっての苦悩との臨床的なかかわりは、自己意識の成り立ちについても考えさせられるものと思っています。

自分のありように苦しむ子どもの姿

このような自己意識がどうしてこの時期に急に芽生えてくるかについては、いろいろな次元から検討できます。まず、中枢神経の発達がこのころに一段と進み、状況認知、操作的思考の能力が豊かになってきます。それが他者視点の取得を促し、自分への内省を可能にするといえましょう。しかしそのことだけでは、自分はどうして存在するのか、生きるとはどういう意味を持つのかという疑問を抱くことの理解は困難です。

小倉清氏は子ども臨床の視点から、親との関係が新たな局面を迎えたことによると説きます。この時期に、「もらい子幻想」や「家出の幻想」が起こりやすいことを取り上げ、これまで依存してきた親と距離を持ち、自分のあるべき道を模索しようとする、宇宙的、超越的な思考をめぐらすのだと述べます。小倉氏はさらに、人生においてこの時期ほど哲学的になることはないといっても過言ではない、とも語ります。

小倉清氏は「生きることへの疑問を持つ小学二年生」として、僕はどんな考えで、何をして、どう生きたらよいかわからなくなったのでそれを教えてほしいのですと、必死の真顔で問うてきた八歳の子どもの報告をしています。

自分が戻ってこない、と訴えるK君

私に同じような訴えをしたのは、もう少し年長の子どもです。小学四年生、十歳三カ月の男児K君は、母親とともに受診に来ました。K君は必死になって語り始めました。

昨日、学校で昼休みの時間、突然変な気持ちが起こってきて、ここにいるのが自分なのかわからなくなった、僕であるようで僕でないような変な感覚に襲われた、と言うのです。頭がはっきりしない、ピンとこない、夢見ているような感じが続きます。体を動かすとよいと思って、校庭で友人とサッカーをしたが、何か物足りない、不自然な感じがつきまとう。学校から帰っても、自分が戻ってこない。これまでの自分とどう違うのかよくわからないが、ともかく違って感じられる。そう思うと、もう自分は駄目になっていくような気がして、苦しくって泣き出してしまった。

学校を三日間休んで家で休んでいたが変わらない、むしろ自分のことをどんどん考えて、どうしたらよいかわからなくなってここに来た、ということを自分で説明しました。

話が一段落して楽になったように見えたのですが、しばらくするとまたこわばった表情に変わり、「ここに座っているのは僕じゃない。僕はもう元には戻れません」と言って大声で泣き出しました。

母親はK君の訴えを、K君の後ろでじっと聞いていました。そして私に、先生わかりました、この子がどうしてこういう思いになったか理解できました、と語ってくれました。母親の話は次のようなものです。


家族は、父親、母親、K君と小学二年生の次男、父方の祖父母の六人。母親は自宅から車で四〇分の距離にある機械工作会社に勤め、ある部門の責任者です。

母親は、朝早く起きて一家の一日の食事の下ごしらえをして、掃除して、子どもたちを起こし、学校に行く用意をさせ、会社に出かけます。会社では部下に仕事の指示、外部との交渉などてきぱきと済ませ、その仕事をやり終え、十八時半には帰宅します。家では、夕飯作りなど家事のいろいろなことをして、子どもの宿題や身の回りの点検、祖父母への世話をまた順番にきちんと行うという、一日中息つく暇もない状態で働き続ける、まさにスーパーお母さんです。

K君が宿題をまだ済ませていないとか、その日に決められていたことをなかなか終えられずにぐずぐずしていると、母親はいらいらしてたまらなくなります。K君に、〃ぼんやりしないで、今何をしないといけないか、これをするには何分かかるか、そして次は何をするか考えなさい、いつも、自分は今どうすべきか、どのようにすべきか考えて生活しなさい〟と常に口をすっぱくして叱りつけていたというのです。

今日ここで、この子の訴えを聞いていて、私はこの子がじっくりと受け入れる余裕がないほど急き立ててきたと思います、と反省の弁を述べました。

母親自身もいつも急き立てられるように生活し、子どもに母親としてゆっくりと親子の情愛のこもったかかわりを持つ余裕のなかったことに気づき、生活の様式を変えなくてはという気持ちになっているように、私には思われました。

今を生きるという時間体験の自覚

子どものうつ病や強迫性障害の治療をしていると、子どもが自分への感覚・意識にとらわれて、そのことにまつわる苦痛を述べることがしばしばです。うつと強迫を併せ持ち、もう一年以上も治療している、小学三年生九歳の女児L子のことを少し述べてみます。

L子は自分が大切にしているものが、どんどん自分から離れていくのではないかという不安を持っています。それは家族の愛情、友人の支えなどを指すのですが、L子はそれを自分の学用品や人形などに置き換え、それがきちんと存在しているかいつも確認しなくてはならなくなりました。

それが次には、今自分が生きているこの瞬間、この今という時間になり、時がたつこと、今日が明日になることを悲しみ、苦しむようになりました。それは、どうにもならないことで、L子は強いうつ状態に落ち込んでしまいました。自分でも格闘のすえ、それを乗り越え少し安らぎが戻ってきたと思われたとき、次のような訴えをしました。

「先週、学校で廊下を歩いていたら、変な感じになったの。廊下の壁に寄りかかってみると、私は生きているのよね、と強く感じたの。少し恐かったけど、不思議な感じだった。それが毎日あるけど、起こらない日もあったよ」

このような臨床の事例を通して、子どもの自己意識の誕生の検討をすると、自己意識はいろいろなことが重なり合って生じてくるといえます。他者の自分への評価の再検討、他者との関係のありようの見直しということばかりでなく、子どもが今を生きている時間体験の自覚、ということも関係しているようです。

小学三年生、四年生で起こってくる、自分が生きているとはどういうことか、どう生きていけばよいか、という意識の誕生とそれに伴う自分のあり方への疑問は、私たちに生涯つきまとい、簡単に解決できる問題ではありません。人間として生きていくうえでの転回点がこの時期にあたるといえましょう。

だから、九歳、十歳の子どもの自分のあり方をめぐっての疑問・困惑はとても重要な意味を持つと考えます。的外れな幻想を抱いても、また荒唐無稽な発想をしても、私たち大人はそれに耳を傾け、一緒に考えてやらなくてはなりません。

臨床家にとっては、その時期の子どもたちが、否定的な自己認識をしないように、さらに前向きに自己価値を高めていけるように導いてやることが求められていると考えます。

〈参考文献〉
小倉清『子どもの臨床』岩崎学術出版社、二〇〇六年
梶田叡一（編）『自己という意識（現代のエスプリ３０７）』至文堂、一九九三年
柏木恵子『子どもの「自己」の発達』東京大学出版会、一九八三年

子どものうつ病が問いかけるもの

子どもにもうつ病が起こるのかについては、長い間、懐疑的な見解が支配的でした。なぜなら、うつ病とは身体的にも精神的にも成熟して起こりうるものであって、まだ身体的な機能もまとまっておらず、精神的にも自分のこころの状態を吟味できず、自分が何であり、自分はどのように生きたらよいかなどを考えることができない子どもに起こりうるはずがない、とみなされてきたからです。

それは今思うと、子どもの、いや、人間のこころの成り立ちをまったく考えようとしない、偏った考えといえます。大人はある時点から突然、精神性を持てるようになるという考えを持った人々によって、うつ病の疾病概念が作られたからなのでしょう。

大人になって起こってくるように思われるこころの病気でも、その始まりを遡っていくと、思春期にはその前兆があったといえるものは多くありますし、さらによく検討すると、学童期いや幼児期の体験も影響していると考えざるをえないことが少なくありません。うつ病も例外ではないはずです。大人にうつ病があるのなら、子どもにも、少なくとも自己意識が誕生して、自分は何のために生きているのか、どう生きていけばよいかを悩むようになる十歳以降の子どもにうつ病が起こって当然ともいえます。

昔から子どものうつ病を指摘していた人

大人の場合とほぼ変わらないうつ病の症状を持ち、また共通した成因を持つ子どもがいることを記述した人は、二十世紀前半にもかなりいました。私が尊敬している下田光造もその一人です。下田は、うつ病は几帳面で責任感が強く熱中しやすい「執着性格」という病前性格を持った人が、ある状況の中で疲れ果ててしまうという経過でうつ病になりやすいことを指摘し、うつ病の性格状況理論を提唱しました。それは、うつ病をただ生物学的次元でとらえるのではなく、その人の生き方を問題にしなくてはならないという、うつ病の精神療法のさきがけとなった意味でも重要な提唱でした。

下田はその理論提唱に先立って、一九二九年に著わした『異常児論』という書物の中で、内向的性格児童という、周りに気遣いばかりして、間違ったことをしないか、これでよいのか、という自分への反省の強い子どもが、家庭の紛糾、勉学での心労、家の職業上の事情で睡眠時間が短くなるなどの状況が続くと、神経衰弱児という状態になると述べています。この神経衰弱児とは、疲れきった表情や態度が目立ち、眠りが浅くなる、食欲が細り痩せてくる、今までの元気が失せ陰気な表情となる、動作も鈍くなり、挙動も不活発となる、神経過敏ですぐ泣きやすい、思考力も鈍って学業成績も落ちてくるなどの状態になる、としています。

これは、今でいう子どものうつ病そのものといえます。下田は、まず子どものうつ病についての観察と検討から、大人のうつ病の成因を明らかにして、その治療についての思索を深めた、と私は考えています。

自分は悪い子どもだという悩みに苦しんだM君

小学五年生、十歳七カ月だったM君が受診したのは、二月末でした。M君は、公務員の父親、看護師で今は午前中だけ病院勤務をしている母親、小学一年生の弟の四人家族です。素直で優しい子どもだと学校でもいつもほめられていました。ただいろいろなことに気をまわしすぎるという、心配性なところはあったようです。しかし、小学五年生の二学期までは特に困った様子はなく、悩みを抱えているとは思えなかった、と両親は述べます。受診の三週間前の二月始めごろから、何か元気がなく、食欲も落ち、体重が減ってきているようなので母親は心配になりました。睡眠も浅く、夜たびたび目を覚まします。そして、ある日学校から帰ると、母親に、僕悩んでいることがある、と訴えました。

「僕は友達に悪いことを言ったので、皆に嫌われているような気がする。誰も僕のことを思ってくれなくなった」と言って泣き出しました。

母親が、誰もあなたのことを悪く思っていないと思うよ、と慰めると、「母ちゃんまで僕のことわかってくれない」とさらに激しく泣き続けます。泣き終えても、憔悴しきった表情で、動作も鈍く、とろんとしています。母親は職業柄うつ状態の方を何人も看護した経験があるので、うちの子もうつ病ではないかと考えて受診に来たのでした。

私がM君にどんなことが苦しいの？　と聞くと、ポツリポツリとした口調ながらいろいろなことを語りはじめます。

「僕が去年お使いに行って、帰りがけにお釣りを落としてしまった。母さんはこれから気をつけなさいと許してくれたけど、本当は僕が使い込んだと思っているのではないか、気になる。それから、学校でも、僕がわがままな人間になったと思われているようで、いや、僕がわがままな人間だから仕方がないのだけど……」と言って、泣き出します。私が、そんなこと考えるのは君が自分のことを誠実に考えるからだよ、何も異常なことではないよ、と述べると、「いや違う」とまた一段と激しく泣き出しました。

私は、ちょっと疲れていると思うから、家でゆっくりしよう、と言って、薬も飲んでみるようすすめました。するとM君は、「先生、いやなことを忘れる薬をください」と要求しました。私は抗うつ剤マクロプティリン30mgを投与し、来週また来てください、と頼みました。

ところが翌日の朝早く、M君が私に電話をかけてきて、苦しいので会ってほしいと訴えました。

「昨夜寝ようとしたら、僕は寝ている間に何か悪いことをしでかしそうで不安になった」「朝、起きようとしても、起きられない、起き上がろうとしてまた横になってしまった」、そして「母さん、僕はもう駄目だ、僕を殺して……」と苦しんだそうです。

それでも学校に行こうとしますが、行きたいけど行けないというので、母親が今日は休もうと促すと、「いやだ、学校を休んだらずる休みになる、だけど行けない、どうしよう」とまた泣き出したので母親も途方にくれてしまいました。そして、M君が自分から私に電話をかけたということでした。

M君のクラスは荒れていて、M君も殴られることがしばしばあったようですが、M君は「僕は、クラスや学校がいやなのではなく、勉強がいや、もう勉強が駄目なので学校に行けない」と、自分が悪いのだと述べます。

君はどうするか決めるのが苦しいの？　と私が聞くと、「はい、そうです。歯を磨いたらよいのか・磨かなくてもよいのか、朝ご飯を食べようか・食べないか、決められずに苦しい。泣きたいけど泣けないので、もっと苦しくなる」「先生、治りますか、こんな苦しみから早く抜け出したい」と言って泣き出します。いろいろ考え込んで混乱してきます。そしていかにも疲れきったという表情、態度が目立ってきます。もうこれはM君の限界かなと判断し、しばらく学校を休ませることにしました。

M君の苦しみ

それから毎週通院してもらい、M君とじっくり話し合うことにしました。M君は、お父さんは怖いので、お父さんには内緒にしてくれと哀願しましたが、母親も困り果てていたので、父親も一緒に来てもらうことにして、土曜日の午後に面接することにしました。

M君は沈み込みが強く、あまり話せない日もありましたが、自分の苦しみ・悩みをできるだけ話すことがそれからの解放になるのだ、という考えを持っていて、いろいろなことを訴えてきました。

「僕は五年生になって、四年生のときと比べていろんなことを心配するようになった。自分はこれでいいのか、自分は自分かなど考えてしまう、こんな悩みがなくなったら幸せだと思う」と述べます。

そのときは悲しいの？ と聞くと、「いや悲しいときはただ悲しんでいればよい、悲しみが薄れると、その悩みがやってくる」と答えました。

また、ある日はびっくりするような告白もしました。

「お母さんが死ぬ想像をした。ごめんなさい、お母さん。お母さんが死んで、僕はお母さんの供養をして一生をおくることを考えた。そのことは、先日お父さんにも話した」と述べます。父親はそのとき、「よく供養してあげなさいよ」と言ったそうです。

四月、六年生の新学期から再登校しました。クラスはかなり落ち着いていましたが、M君は気遣いがやはり強く、帰宅するとぐったりします。些細なことで涙ぐみます。クラスの友人が押しピンを踏んで怪我したことがあると、自分が落としたものではなかったかとひどく心配します。めいり込みが強くなったので、抗うつ剤マクロプティリンを60mgまで増量しました。

その効果もあったと思いますが、だんだんと表情も和らぎ、笑顔も見られるようになりました。自分は悪い子だと考えることも少なくなっていました。もう治療を終えてもよいかな、と思えるほどになってきました。

ところが、夏休みが終わり二学期が始まると、また元気が失せてきました。しょんぼりとした態度が目立ちます。しくしく泣くことも少なくありません。私に、気になること、心配なことが増えた、と述べます。どんなことかと聞くと、「僕からは言えない、お母さんに聞いて」と言うだけです。

母親は、夏休みに地区のクラブ活動の集まりで知り合った中学生からエッチな雑誌を見せられ、猥褻な言葉をたくさん憶えてきて、よく意味はわからなくても何か興味を持ってしまって、それを誰かに言ってみたくなっているようです、と話します。同級の女子生徒や友人の妹に、そういった言葉を何回か話したそうです。

これはやめさせたほうがよい、と私は思いました。父親も同じ意見でした。

私がM君に、性的なことに関心を持つのは小学六年生になると普通のこと、何も悪いことではない。男の子同士でそれを話題に楽しんでもよい、しかし女の子にそれを話して興じてはいけない。世の中にはしてはならないことや、言ってはいけないことがあり、これもその一つだ、とちょっときつく告げました。父親も同じことをM君に諭しました。M君は、私からも父親からもこんなことを言われるとは思っていなかったのでしょう、表情がこわばって震えてきました。ベッドにうつぶせになって嗚咽し、手足をばたつかせて苦しみます。三十分ほど私と父親が見守っていましたが、父親がそっと抱き上げ、背中をさすりながら、「わかってくれたらそれでいいのだ、男の子の苦しみだが、ここは耐えていこうね」と何回もやさしく話しかけました。その時間がかなり続きました。泣きつかれたように立ち上がりましたが、M君は何かほっとしたようにも見えました。

このエピソードがどのような影響をもたらすのか、私は心配でした。しかし少しずつ、うつ状態は薄れてきました。小さな波はその後もあり、「僕はどう生きていけばよいのか」という疑問もたびたび投げかけましたが、先生もそんな苦しみを持って生きてきたのだ、と話しました。初診から十一カ月たった暮れに治療を終えました。

最後にM君に、苦しみは初めのころと比べてどのぐらいになった？と聞くと、「十分の三」と答えました。

この十一カ月を振り返ると、両親が毎週一緒に来院し、ともにM君のことで自分たちはどうしてやるべきかを話し合ってきました。はじめはいささか齟齬《そご》もあった両親も、その間にすっかり和やかになりました。このことが、M君が元気を取り戻すのに一番影響が大きかったのではないか、と思っています。

「DSM」の診断基準と子どものうつ病

子どものうつ病が今のように広く認知されるようになったのは、アメリカ精神医学会が診断と統計のためのマニュアル「DSM」を編纂してからです。

一九六〇年代にアメリカで、それまでにはなかったほど、さまざまな精神疾患が増えてきたことが報告されるようになりました。七〇年代になると、アメリカでは特に、うつ病が増えていることが注目されてきました。「現時点罹病率」(現在、治療を必要とする人の割合)が、うつ病では五%程度とみなされるようになりました。そして大人だけでなく、子どもにもかなりうつ病が多いのではないか、と推測されるようになりました。

このような各疾患、病態の出現頻度や、その分布状況を調査する目的に沿うように「DSM」は改訂され、一九八七年に作成された「DSM—Ⅲ—R」(第三版改訂版)では、大人のうつ病の診断基準に該当する子どもも多く、調査者によっていくらかの差異はあるものの、大人が八〜一二%の頻度なら、子どもにはその半数の四〜六%の頻度でうつ病がみられることが明らかにされてきました。

この「ＤＳＭ」の診断基準に準拠する評価尺度や自記式自己評価尺度もいくつか作られました。それらを日本の小学生、中学生に施行してみると、日本ではアメリカの小中学生と同じくらい、高い得点を示します。

北海道大学の傳田健三氏の調査・検討によると、小学生の一・六％、中学生の四・六％にうつ病の可能性があると報告しています。私が過去に行った調査や現在の臨床場面での子どもたちの状態から考えても、妥当な数値ではないかと考えています。

「ＤＳＭ」の診断基準は、日本の精神医学に急速に普及してきました。日常の臨床での診断も「ＤＳＭ」に準拠して進められることが多いようです。「ＤＳＭ」のうつ病の基準に合うから、すなわち、「これとこれの症状を持っているから、この子どもはうつ病だ」と診断され、ではこの薬を投与しようという臨床が行われることも少なくないようです。

しかし、ここまでくるとかなり問題です。もともと「ＤＳＭ」というのは、この疾患、この病態は、どの国で、どの地方で、どのような頻度で発生しているのか、そしてその分布にはどのような特徴があるのかを見極める疫学調査のために作られたものです。実際の臨床場面で、「ＤＳＭ」のこの診断名の条件となっている症状が揃っているから、この診断を当てはめて治療するという性質のものではないと、私は考えます。

うつ病はこころの風邪であるという人がいます。このことばは、患者さんや家族の方々に、きちんと静養して服薬したら軽快していきますよ、と安心してもらうために利用するのは良いとしても、治療者はそのように安易に考えるべきではないと思います。

子どもがうつ病の状態にまでなるというのは、よくよくのことです。赤ちゃんのときから今までの両親との関係、幼稚園や学校でのさまざまな体験、それらの積み重ねがあって、幼年期を過ぎて次のステップに入るとき、どのような自己意識が生まれたかを吟味しなくてはなりません。そして、子どもがどう生きようとしているかなどについて抱く苦しみに共感しながら、治療者は必死に立ち向かわなくてはなりません。

子どものうつ病が教えてくれること

子どものうつ病の治療過程では、子どもならではの感情の発露があり、罪業意識の内容、自己否定的思考がもろに出てきます。悲しいと思いきり泣く、悔しがる、もがいて苦悩を表すなどの表現は、大人にはできないものです。自分の言動が許されないものなのではないかという悩み、母親と心理的分離をしなくてはならないことへの寂しさや悲しさ、また、父親との関係の見直しなどが、子どもの自己意識の誕生とその様相に密接に関係しています。子どものうつ病では、そのような心理的過程がよくわかるので、それを解決するにはどうしたらよいかを考えながら、治療を行うことになります。

そしてこういったことは、大人のうつ病と無関係ではないと思います。大人のうつ病では、基盤にあるそれらが見えにくくなっているのであって、共通するものはあると考えるべきでしょう。悲哀感情、抑うつ感情、無気力、意欲喪失などを起こす精神力動、自己嫌悪、罪悪感、自己価値低下感情などを引き起こした心理機制も、子どものうつ病が教えてくれることと関連があるのではないかと思います。

〈参考文献〉
下田光造『異常児論』大道学館、一九二九年
傳田健三『子どものうつ病――見逃されてきた重大な疾患』金剛出版、二〇〇二年
松本真理子（編）『うつの時代と子どもたち（現代のエスプリ別冊）』至文堂、二〇〇五年

親のうつ病と子どものうつ病の関係

私が抑うつ状態におちいった子どもを診察したとき、家族のなかで子どもだけが落ち込んでいて両親はとても元気であるということはほとんど経験していません。子どもが抑うつ状態であると、多くの場合、家族、とりわけ母親も同じように、あるいはそれ以上に抑うつ的になっています。しかも、子どもが抑うつ状態になるずっと前から家族の誰かが落ち込んでいて、家族全体が抑うつ的な心理状況のなかで生活していたと考えざるをえないことがしばしばあります。

現在同居している家族の誰かが抑うつ的かどうかがはっきりしない場合でも、子どものうつ病の成因は、家族の問題を抜きにしては考えることができないと思います。その子どもがどうしてそうまで周りへの配慮を強めるようになったのか、なぜそこまで自信を失い、自分をだめな子どもと思うようになったのかを見きわめようとすると、どうしてもそれまでの家庭での養育、しつけ、教育のありようを検討しなくてはなりません。

また、子どもがうつ病といえる状態にまで落ち込むきっかけに、家族の問題が絡んでいることも少なくありません。

母親の抑うつを引き継いだように落ち込むN君

しょんぼりして元気がない、しくしく泣くことが多くなった、学校にも行けなくなったということで、N君（十一歳、小学五年生）は母親に連れられて受診して来ました。六月のことです。初診時の母親の話から、次のようなことがわかりました。

N君が五歳のときに父母が離婚し、母親がN君と妹を引き取り、栄養士として学校給食の仕事をしながら養育してきました。母親は几帳面でまじめで、いろいろと気遣いの強いほうです。職場のことでも、何かトラブルがあるとそれをひどく気にして思い悩む、という傾向が強かったと自ら述べます。

しかし、母親も何とかがんばっていましたが、長年の親友でとても頼りにしていた方が交通事故で急死するという不幸が起こりました。そのことがきっかけとなって、母親は気持ちが滅入ってしまいました。物悲しさ、寂しさが付きまとい、何をしても楽しくなく、仕事をしても疲れやすく、能率も上がりません。精神科のクリニックでうつ病と診断され、とりあえず二週間は休むようにすすめられ、通院治療を受けることになりました。

N君はとても優しい性格で、母親をいたわるように、家事の手伝い、妹の世話をしていました。しかし、N君にとって母の病気はとても心配なことで、祈るように回復を待っていました。

N君の願いが通じたように、母親は一カ月もすると元気を取り戻し、職場にも通えるようになりました。しかし、今度は入れ替わるようにN君が沈み込んできました。小学五年生の五月末に、ひどい風邪にかかりました。その後、風邪は治っても、毎日、身体がきつい、頭痛がすると訴え、何も面白くないとしょんぼりしています。うかぬ表情で、食欲も落ちてきました。こうして、かかりつけの小児科医のすすめで、私のところに来たのでした。

いかにも憔悴しきった表情で、やっと座っているという状態に見えました。「苦しそうだね、心配なこと、困ったこと話してくれる?」と問いかけると、しくしく泣きだしました。話そうとしますがなかなかことばになりません。毎日眠れないこと、体が疲れやすいこと、学校のことが気になるが、教科書を開く気持ちになれないことなど、少しずつやっと語ってくれました。

子どものうつ病と診断し、母親にもそれを伝え、今はとりあえず心身の休養が一番大切だから、学校はしばらく休むようにとすすめました。母親が勤務で留守の間は、N君一人にならないように母方の祖母が家に来てくれました。一週間隔で通院することとし、抗うつ剤マクロプティリン40ｍｇの投与も行いました。

一カ月もすると、少しずつ笑顔が戻り、食欲も出て、テレビを見たり、マンガ本を読んだりと行動の変化が起こってきましたので、登校することにして、一学期の修了式を迎えました。

夏休みになると負担が軽くなるのでもっと元気になるのでは……と期待したのですが、なぜか、かえって落ち込んでしまいました。友人が遊ぼうと誘いにきても、疲れているからと断ります。何か思い出したようにしくしく泣きだします。好きだったテレビ番組も見ようとしません。また食欲が減退してきました。母親は好物を作ってくれますが、喉を通らないと言います。母ちゃんごめんね、とまた泣きます。

九月に入り新学期が始まっても、しょんぼり状態が続き、身体が思うように動かないように見えます。学校に行かなくてはと思っていますが、朝になるとどうしてもだめです。学校の先生が来て登校を強くうながしたので、九月十日に登校してみました。しかし自分がみじめに思われ、たまらなく苦しかったと述べます。

「先生の教えることが何なのかわからない。黒板を写すのもよくできない。どうしてこうなったのですか」

「友人が、どうしたのかって心配してくれるけれど、悪いけど話す気持ちがわかない。やはり学校は苦しい。一人になっていたい」

「体も以前と変わった。僕の体ではないみたい。すぐ疲れる。何もしたくない」

「僕はこうなって母さんに心配ばかりかけ、すまない。ぼくはよい子じゃなかった。ずっと今のままで良くならないのではという考えが起こってくる。ますます不安になる。ぼくはだめなような気がする。時々死にたいという気持ちも起こります」

私は小学五年生のこの子がなぜそこまで追い詰められた気持ちになっているのかと不憫に思って、この子の話を聞きました。

私も、この先どうなるかという不安もありましたが、幸いに十一月になって好転してきました。十二月末に、ほぼ抑うつ状態から脱することができました。

この七カ月の間、母親は動揺することもなく、ずっとN君を支えてきました。そして、「私がうつ病をうつしてしまったようで、なんとも言えない気持ちでした。この子は学校で辛いこともあったと思いますが、私は自分のことに精いっぱいでよく話を聞いてやれませんでした。私にもっと甘えたかったと思いますが、私のほうがこの子に頼ってしまっていました」と、しみじみ語ってくれました。

母子共に抑うつをつのらせていたO子

O子は小学六年生十一歳の少女。母親は薬剤師です。父母はO子が五歳のときに離婚しました。「父親が二人を捨てて出ていった」とO子は述べます。離婚前には父母の間では壮絶な言い争いが続いたようです。

離婚のあと、O子が七歳（小学一年生）のとき、母親は強い抑うつ状態におちいり、三カ月間の入院治療を受けました。その間、O子は祖母のもとで過ごしました。一時、母親もよい状態が続き病院勤務をしていましたが、O子が九歳（小学三年生）のときに母親のうつ病が再発し、四カ月間の入院治療を受けることになりました。このときは伯母の家に身を寄せて、いとこたちと生活しました。この二回の母親との離別体験は深いこころの傷となりました。母親がうつ病になることは、O子には何よりも耐え難い、とても辛いことでした。

母親が退院してまた母子二人での生活に戻りました。母親は、無理をしないように勤務を午前中だけのパートにして、学校から帰宅したO子を家で迎えられるようにしました。

それから一年半ほどは母親も安定した状態で、O子ももう二度と母親と別れて過ごすことはないだろうと安心していたようです。

しかし、O子が小学六年生になった四月中旬から、母親に不眠が起こり、身体の疲労感がつのり、さえない気分になってきました。母親は、それを娘に気づかれないようにと、つとめて平静を装っていました。ところがO子が先に頭痛、次に腹痛を訴えるようになりました。朝は、身体がきついと登校を渋ります。家で休ませても、身体のきつさは薄らぎません。そして、表情も暗くなって、何かをしようとする元気が失せ、夜になるとしくしく泣きだします。

母親は、娘も抑うつ状態におちいったと思いました。自分の主治医に相談したところ、私への紹介状を書いてくれ、私の診療室へのO子の通院治療が始まりました。

O子は、頭痛、お腹の不快感、下肢の痛み、めまい、息苦しさ、不眠、悪夢など身体的な症状を次々に訴え、自分のこころの苦痛についてはあまり話したがりません。学校の勉強がわからなくなったという不安や、友達と話す気持ちにならず、登校したくないということをぽつりぽつりと語ります。

しかし、表情、動作、立居振舞いなどいかにもうっとうしそうで、悲しみの気持ちがつのっていることが伝わってきます。ゆっくりと受容的な働きかけをすることにして、抗うつ剤アモキサピン60ｍｇを処方しました。

一カ月もすると、このような症状は軽快し、明るくなってきました。週に三日は登校するようになりました。しかし、家に帰ると母親にひどく甘えるようになりました。足が痛いからマッサージしてくれと要求します。また、ずっと抱っこしていてと、膝に上がってきます。

母親もこれまで何回も寂しい思いをさせてきたからと、できるだけ受け入れてやろうとしますが、O子の甘えはますます強くなってきます。母親がテレビを見ようとすると、「だめ。ママはテレビと私のどっちが大切なの」とスイッチを切ってしまいます。母親のすべての注意を自分に向けさせようとします。ちょっとでも母親の態度が気に入らないと、大声で泣き叫びます。なだめても泣き止みません。泣きつかれて寝入ってしまうまで、何時間も号泣します。

母親は精いっぱいやっているのに、どうしてここまで攻め立てられなければならないのかとみじめな気持ちになり、また疲れがつのってきます。また、だんだんと抑うつ症状が出現してきました。母親が立っているのが苦痛で、畳に横たわっていると、O子は「ママ、寝ちゃだめ、病気の真似しないで」と泣きだします。母親のうつ病がひどくなると、また離れて暮らさなくてはならないのかという恐怖が襲ってきたようです。そして自分も母親と一緒に沈み込んでしまいます。

私はこのような状況を、実家の祖父母に話して援助を頼みました。母親と祖母はこれまでのいろいろないきさつから少なからず不和があったようですが、今回はよく事情をわかってもらい、母子とも実家にしばらく戻って静養することができました。母親のうつ病が軽快してくると、O子も落ち着き、元気を取り戻しました。このようにして、どうにか危機を乗り切ることができました。

O子も母親も、そのうつ病は、症状の性質や経過からみて、かなり生理的要因が強いものではないかと思われます。それでも、母子の心理的な関係を吟味しないと、二人の病気は理解できないし、また治療もすすまないと考えます。

母親のうつ病との関係

前述したように、一九八〇年代になると大人のうつ病の増加と比例するかのように、子どものうつ病も増えてきたことが注目されるようになりました。大人のうつ病の治療に携わっていた臨床医たちが、大人がうつ病になるとその子どももうつ病になる可能性が高いことを指摘しました。そして、子どものうつ病の疫学的な家族研究が始められるようになりました。子どものうつ病に関する論文は非常に多くなりましたが、その半数は子どものうつ病の家族研究、親のうつ病と子どものうつ病の関係をテーマにしたものです。

母親がうつ病になると、その子どもがどのぐらいうつ病になるかについては多くの報告がありますが、その比率については二四％という一般児童の罹病率とそうかけ離れていないものから、七四％という非常に高いものまでまちまちです。しかし四〇〜五五％というものがほとんどです。母親がうつ病になると、その子どももうつ病になる、あるいはさまざまな情緒面での変調をきたすという見解は、広く支持されるようになってきました。

では母親と同じ病態を子どもも呈するというのが、遺伝負因が関与したものなのか、それとも環境的、心理的要因の影響がつよいのかをめぐっても検討がなされています。

母親の初回の発病が二十歳以前であったものでは子どもの発病率が高いのに、母親が四十歳以降になって発病したときは子どもの発病率がずっと低いこと、また調査時点では子どもは抑うつ状態ではなかったのに、三年後、五年後、母親はよくなっているのに子どもがうつ病になりやすいという、遺伝負因を支持する報告もあります。

しかし、父親がうつ病になっても子どもは一般児童の罹病率と変わりないという調査、母親が実母でなく継母の場合でも子どもがうつ病になりやすいという報告などから、やはり環境的、心理的要因によるという意見が支配的となってきました。

そこで今度は、うつ病の子どもを発端者とした調査が進められました。うつ病の子どもの母親（継母を含めて）は四〇〜四八％がうつ病であるのに、うつ病でない子どもの母親は一五〜一八％に過ぎないそうです。そしてうつ病の子どもでも、対照群のうつ病でない子どもでも、父親の罹病率は一三〜一五％であることが明らかとなりました。

母親がうつ病になるとどうして子どもがうつ病になるかについて、環境的要因がどのように作用するのか、どんな心理的メカニズムが働いているかが、臨床的な事例検討を通じて問われています。母親がうつ病になっていると、子どもに適切な情緒的かかわりをしてやることができず、それが子どもの心理的外傷体験となって抑うつにつながっていくという見方がもっとも多いようです。うつ状態になりうちしおれている母親といつも接していると、ずるずると子どもも同じ心理状態におちいらざるを得ないという、いわゆる心理的感染を重要視する見解もあります。

子どものうつ病を防ぐには

母親がうつ病になる環境・状況の中で、子どもも一緒に生活しています。そして、母親をうつ病にしたさまざまな要因は、子どもにも程度の差はあるにしても、やはりストレスとなって降りかかっているはずです。子どもの悲しみ、挫折感が強まっていくのを家族が察知し、癒してやる機能が家庭から消えたら、子どもも同じようにうつ状態におちいらざるを得ないと思わざるをえません。

日本の家庭はこれまではどうにか悲しみを背負った子どもを早く癒し、子どもがうつ病という状態にまで落ち込むのを防ぐ機能を持っていたといわれてきました。しかし、もうそのようなことは期待できないようです。親も無気力になり、自分のことに精いっぱいで、ゆったりと子どもにかかわるゆとりを持てないようになってしまっています。大人も子どもも、未来に希望が抱けなくなってしまったといわざるを得ません。

やはり、子どものうつ病は家族の問題と深くかかわっています。子どものうつ病という現象が提起していることは、その家族の問題をもっと大きな視点でとらえ、皆が明るく過ごせるようになる施策がとられ、世直しがなされなくては、ということにまでなってしまいます。

子どもの抑うつ症状と強迫症状(1)

強迫性障害とは

前項では子どものうつ病について記述しましたが、子どものうつ病でも、いろいろな強迫症状をあわせもっていることが少なくありません。

「強迫」とは、自分の意に反してある考え、想念、欲求が起こってくることです。自分でもそれは不合理で、自分の意志とは関係ないということがわかっていながら、その浮かんでくる考え、想念、欲求などを自分では抑えられず、苦しみます。なかなかそれから逃れられません。それを軽減しようとする行為の繰り返しを見せるようになります。そのような強迫症状がひどくなったとき、「強迫性障害」と呼ばれます。

抑うつ症状と強迫症状が同時に合併しているのはどうしてなのか、どちらが主な障害か、両者はどういう関連があるのかについては、大人においてはいろいろな研究がなされてきました。原因についての心理学的説明で有名なのは、ピエール・ジャネの見解と、精神分析的立場からのカール・アブラハムのものでしょう。また、脳科学的な研究も進み、抑うつ症状と強迫症状の生物学的所見に基づいての報告も少なくありません。治療に抗うつ剤が使用されるのは、この研究成果に基づいています。

しかし、子どもにおいては、抑うつ症状と強迫症状の関連についてあまり注目されてきませんでした。私は、これまでも主張してきたように、大人に起こりうる精神現象や精神病理像を理解するには、同様の病態の子どもの観察と検討から、これまで気づかれなかったことを教えられることが少なくないと思っています。

このような意味から、子どもにおけるうつと強迫の症状について述べます。

戦争の本を読んで苦しみが始まったP君

P君は小学四年生の十二月、学校の図書室で戦争の写真集を見て、戦争が起こったら怖いなと思いました。しかし同時に、戦争が起こったら、人がどんどん死んでいく場面や町並みが破壊されていく状況が見られるから面白いだろうな、という考えが浮かんできました。こんなことは誰も考えないのに、こんなことを考える僕はおかしいのだろうと思うと、たまらなく悲しくなりました。

母親は、帰宅してP君がしょんぼりして、元気がないのを見てびっくりして、身体的な急性疾患ではないかと病院に連れて行こうとしました。

しかしP君は「母ちゃん、戦争が起こるかもしれない、僕が悪いこと考えてしまったから」と訴えます。そして、仏壇の前で「神様、許してください。僕はいけないことを考える悪い子です」と声を出して祈ります。祈りがすんでも沈みこんでいます。食事もとれません。就床してもなかなか寝付けず、しくしく泣いていました。

翌朝どうにか起きて登校しましたが、授業中もぼんやりしています。そしてまた、考えてはいけないことを次々に思い浮かべるようになって苦しくなりました。帰宅して母親に、親友のAちゃんが死ねばよいと思った、隣家の身ごもっている奥さんが流産すればよいと考えてしまった、などと打ち明けます。そして、考えたことが本当にそうならないだろうね？　と母親に保証を求めます。お前がいくら考えても起こるはずはないとか、だれでも似たようなことは考えている、などと話して安心させようとしました。けれど、ちょっとは落ち着いたかに見えても、すぐまた戦争についての考えがわいてくると苦しみます。自分の気持ちを落ち着かせたいと、盛んに手洗いを繰り返すようになりました。

年が明けて一月のはじめ、両親と共にP君は私の診療室へ受診してきました。父親は地方公務員で温厚な方です。自分と息子は似たところがあり、自分も少年時代に同じようなことを考えて困ったことがあった、と述べます。母親は近所のスーパーでパートで働いています。生真面目な方ですが、涙もろいところもあって、P君の話を聞いて自分が先に泣き出すこともありました。P君の家は私の診療所から五〇キロも離れた隣県のS市にあるのですが、隔週ごとに土曜日に三人で通ってきました。

まず、私とP君が面接したり、箱庭療法をしたりして、最後に四人で話し合うという治療設定にしました。P君は面接で苦しんでいることをよく話してくれます。戦争がまた起これればよいな、地震が起こって大惨事になればよいと思ったとか、新幹線が脱線すればすごいことになるだろうなと不吉なことを考えてしまって、どうしてそんなこと考えるのだろうと情けなくなったり、本当にそういうことが起こらないかと心配でたまらないこともあった、と語ります。

私は、〝自分がこういうことを考えている〟ということを考えられるようになったのだから、それは思考力が伸びてきた証拠であって、けっして異常なことではないと説明しようと試みましたが、P君はそれを理解してくれません。むしろ、何を言うかと、当惑した様子でした。

両親を交えた四人の面接では、父親は「父さんもそんなこと考えていた。今だって時々考えてしまうこともある」と言って支えようとします。

母親は、自分がこんな心配性に育ててしまったと後悔して語ります。「この子が幼稚園のとき、〝あのおばちゃんデブだね、そんなこと考えたらいけないね〟と聞いたので、〝そうだよ、そんなこと絶対考えたらいかんよ〟と叱りました。いつもそんなしつけをしてきたので、この子がこんな苦しみを持つようになったのだと思います」と言って、最後は母親が泣き出すこともありました。

薬物は、抑うつ症状にも強迫症状にも有効だとみなされている、クロミプラミン30mgを処方しました。

悲しいから考えるのか、考えるから悲しくなるのか

P君親子は、きちんと来院しました。だんだんとP君は明るくなって、強迫思考も薄れているように思われました。父親も良くなってきていると述べますが、P君と母親は、い

や変わらない、悪いことを考えて苦しいのは続く、と訴えます。

P君は、学校でりんご病が流行すると、僕がそうなるとよいなと思ったからだろう、と責任を感じてしまいます。近所で火事があったときも、〝家が燃えるのを見たらすごいだろうな〟と思ったためではないか、と心配します。そして最後はやっぱり、戦争が起こってほしいと考えてしまう、と言います。

しかし私は、P君はいつもそのような強迫思考に苦しんでいるのではなく、比較的に気分が楽になって不吉なことを考えるのが少ない時期と、活力が失せて悪い考えがわいてくる時期があるように思われてきました。また、こんなことを考える自分はだめな子ども、という自責感をもたらしていることが特徴的だと思いました。

そこでP君に、「君は悲しいときに悪いこと考えるの？　それとも不吉なこと考えるから悲しくなるの？」と聞いてみました。するとP君は、「考えるのが先です。考えて悲しくなるから、さらに考えるようになる」とはっきりと答えました。

P君の自己診断では、強迫症状がうつ症状より先に起こるとみなされているということでしょう。しかし、その後のP君の生活の様子をみると、P君の学校生活が順調なときは悪いことを考える強迫症状も軽減しているのですが、トラブルがあってストレスが高まると、以前より軽微とはいえ、さまざまな強迫的な心配が付きまとっているのでした。そういうこともあって、P君は六年生になるまでの約一年半通院を続けていました。

「戦争と平和」と「うつと強迫」

P君の小学校は、六年生の五月に広島へ修学旅行に行きます。そこで広島平和記念資料館を参観し、平和について考えるというスケジュールが組まれています。

私は、P君の苦しみは戦争の写真集を見た衝撃から始まったので、広島の平和記念資料館での体験がまた新たな苦しみを引き起こしはしないかと、いささか不安でもありました。母親はもっと心配して、修学旅行にやって大丈夫かと学校の先生とも相談をしました。しかし私は、考えるのが先か、悲しくなるのが先か、と聞いたとき、考えるのが先だときっぱりと言ったP君の判断力に期待してみたくなりました。

修学旅行から戻ったP君は、次のように話してくれました。

「広島の資料館で見たり聞いたりしたものは、想像以上に壮絶なものだった。建物が吹き飛ばされて粉々になるのは冷静に見ていられたけど、人間が立ったままで黒こげになっている姿には、もうガーンと打ちのめされてしまった。展示されているもののすべてが衝撃的だった。本当に戦争はいけない、平和な日本を守っていかなくてはならないと考えた」

この発言から、P君の体験は、戦争をひとつのスペクタクルとしてとらえて子どもたちの歓心を惹き起こそうとする、商業資本による出版物やIT関連用品への興味を一蹴するものであったと思いました。平和記念資料館での先生方の教示もあったのでしょうが、P君は自分で考えて平和の大切さを学び取り、自分の内的な心理的混乱に終止符を打つことができたのでした。

P君の病態は強迫が主か、うつが主かの判断はいまだに私には的確にはできないのですが、子どもに起こるこのような強迫とうつの症状が混在した複雑な病態は、日本の、いや世界中のあいまいな社会心理的状況と関連しているように思われてなりません。

正しいことと、悪いことの峻別、どうして戦争はいけないのか、いかにして平和を守る努力を続けなくてはならないのか、の問いかけがおろそかになっています。そのような状況では、社会変化と自分の生き方を関連づけて考えようとする自己意識に目覚めはじめた子どもたちが、不安定な心理状態に誘い込まれてしまうのではないかという危惧を抱かざるをえません。

子どもの抑うつ症状と強迫症状(2)

しっかりと子どもの訴えを聞き、つぶさに行動を観察すると、抑うつ症状と強迫症状をあわせ持つ子どもがかなりいることを私は経験してきました。うつ病の経過中に強迫症状をみせる子ども、またはじめからうつ症状と強迫症状を同時に、あるいはかわるがわる表す子どももいます。いずれの場合も、子どもの苦しみにどう近づいていけばよいか、どのように治療をすすめていけばよいのか、治療者にとっては厳しい課題で、考えあぐねてしまうことがしばしばです。

このような状況で、ともかく何とか子どもの困難を軽減しようと努力します。そしてどうにか子どもの抑うつ症状も強迫症状も少しずつ改善され、子どもが元気を取り戻してくれると、本当にほっとします。そしてその治療過程を振り返ってみると、子どもの抑うつの心理的な力動がこれまでより少しわかってきたと思うことがしばしばありました。私は抑うつの臨床的な理解を深めようとしてきたので、抑うつの側からみることが多かったのですが、強迫ということに視点をおき考察すると、逆のことが言えるのかもしれません。そこで、抑うつ症状と強迫症状をあわせ持つ子どもの治療経過を報告し、この問題についてさらに考えてみることにします。

自分の大切なものがなくなると、もがき苦しんだQ子

Q子は九歳、小学四年生のとき、まさに憔悴しきった様子で私の診療室に両親に連れられてやってきました。父親は総合病院勤務の内科医、母親はQ子が生まれるまでは高校の国語の教師でした。三歳年下の弟がいます。

椅子に座っていられないほどつらそうでしたので、プレイルームのソファに横たわらせて、私が「どうしたの」と問いかけると、半身を起こし大声で泣き出しました。何か話そうとしますが、嗚咽が続き、ことばになりません。両親からいきさつを聞きました。

三日前の夜、Q子が大切にしていた人形のシールと、その人形の絵を自分で描いた画用紙がなくなってしまったと騒ぎ出し、ごみ箱をひっくり返して調べたり、家の中を隅々ま

で捜します。見つからないと、排水溝に手を入れて確かめようとします。夜も遅くなったので、どうにか寝かしつけましたが、翌朝五時に起きてきて、ない、ない、と家中を捜し回りました。

登校には母親が付き添いました。道を隅々まで繰り返し見て、側溝を何度も覗きます。こんな行動を繰り返すのでなかなか学校にたどり着かず、普段は十五分で着くところを、一時間半もかかってしまいました。教室でも、しくしく泣いていました。具合が悪そうなので早退させたいとの先生からの電話で母親が迎えに行くと、「葬式から出てきたような表情」で教室を出てきました。

帰宅してもまた捜し始めます。母親が、あれはもうQ子がいらないものと思って、数日前ごみ袋に入れて捨ててしまったと告げました。Q子はどうしてそんなことをしたのかと、大声で泣きじゃくり、どんなことをしてでもそれを取り戻してくるようにと要求します。それは無理だと説明しても聞き入れません。転がりまわって泣き叫びます。別人になってしまったように母親には思われたそうです。

また、これまでは普通に捨てられていた、自分が食べたお菓子の包み紙、鼻をかんだティッシュペーパー、ご飯やおかずの食べ残しも、自分が用意したビニール袋に入れて溜め込むようになりました。母親が掃除機を使おうとすると、自分の大切なものが吸い込まれる、とやめさせます。

翌日登校しましたが、とろんとした生気のない表情で、つらそうに座っています。先生がアンケートを配って記入させ回収しようとすると、これは私のものだからだめ、と言って泣き出しました。先生も、かなり疲れているようなので数日休ませたらとすすめたので、私のもとへの受診となりました。


初診の日はただ泣くばかりでした。翌日も受診しましたが、かなり落ち着きを取り戻していて、大切にしていたものがなくなってとても悲しい、これからもまだなくなりそうで心配であることなど詳しく話します。どこに置いていたどんなものがなくなったかを、紙と鉛筆を要求して書いて説明します。帰りがけには「この紙は持って帰る、先生がいるならコピーしなさい」と言います。

家では自分のものがなくならないか、見張っています。弟が幼稚園に出かけるときも自分のものを持っていないかと身体検査をします。そして母親に、あの本買って、あの人形買ってと要求ばかりを繰り返します。思い通りにならないとかんしゃくを起こします。そして自分で、ああ苦しい、と泣き始めます。

母親は、これに似たような症状はQ子が四歳のときにも起こったと話しました。生後六カ月の弟をいじめるのできつく叱ったら、それから手洗いを繰り返すようになった。それが収まるまで三カ月かかったということです。両親はそのことも気がかりだったので、Q子の言い分をできるだけ聞き入れてやろうとしました。しかし、だんだんと要求がエスカレートし、自分がこれまで担任の先生に出した年賀状を返してもらう、両親が去年の正月にいとこにあげたお年玉を取り返してきてと言いだしたので、これではひどいと思ってたしなめます。するとひどくしょげ込んで「私はいらない子どもなのでしょう」とすねて、大声で泣き出します。

医師である父親も途方にくれた様子で、この子の診断は何でしょうか、統合失調症の始まりではないか、と述べます。私も自信があったわけではありませんが、強迫症状をあわせ持つ子どものうつ病と考えて治療をすすめていきたいと伝え、抗うつ剤アミトリプチリン40ミリグラムも処方しました。

治療場面でQ子と話し合ったこと

毎週二回受診しました。Q子は遊戯療法や箱庭療法より、話し合う治療を好みました。面接場面では、母親がいかに自分に優しくなかったか、父親が誕生日に約束していたものを買ってくれなかったなど、両親への不平不満をこれでもかと思うほど語ります。家でも両親を責めたてましたが、両親はそうだったの、悪かったねと聞き続けました。

そうして一カ月たったころからかなり明るくなって、食事の後の残渣物は母親に、鼻をかんだティッシュペーパーは父親に捨ててもらうようになりました。しかし、まだ自分からは捨てられないし、自分が書き損ねたメモ紙を溜め込みます。また、あれが欲しい、あれ買ってなどの物欲も衰えず、両親を困らせます。

初診から三カ月たった十二月中旬に、サンタクロース宛に手紙を書きました。今人気の人形がほしいという文面ですが、最後に「サンタさん、人形と一緒にこの手紙も返してください」と記していました。

三学期になって登校をすすめました。学校に行っても教室でしょんぼりして、友達と話すこともなかったようです。授業を熱心に聞くので、Q子にはかなりの疲労感が残ります。すると、家で所持品が捨てられるのではないかという心配が強くなります。

五年生になって学校でもQ子の状態を配慮して、友人が多くなるようなクラス編成をしてくれました。それが功を奏したのか、Q子は笑顔をみせ、授業で発言することもありました。それでもまだ、テストの解答用紙を提出することができません。友達に手紙を渡すこともできません。

私は、それには意味があるような気がしました。ある日の面接でそのことを取り上げてみました。
私「どうしてテスト用紙を提出できないの」
Q子「だって私が書いた用紙には私の命がこもっているの。それを人に渡すなんて、私を棄ててしまうことでしょう」
私「棄てられたことがあるの」
Q子「私が小学一年生のとき、お母さんが私の両手を持って、お父さんが両足を持って私を外に出して、もうお前は帰ってこなくてよい、と言った」
私「先生には、Q子のお母さんはいつも優しい人に思えるけれど」
Q子「今はそうだと思う。だけど前はそうじゃなかった」
私「じゃ、どうすればQ子はよくなれるかな」
Q子「私の脳の中の、前のお母さんの記憶を消せばよいと思う。そうすれば、私は治ると思う」
　このような問答を小学五年生の少女としたことに後悔もしました。Q子がこれまでの母親像を修正して、新たに今の優しい母親イメージと取り替えたいという願望を持っていると考え、それを可能にしてやる努力をしなくてはならないのだろうと思いました。

Q子も、過去の悲しい思い出を忘れたらよいと考えたものの、それは過去の自分を消すということであることにも気づきます。それは自分を否定することでもあると思ったようです。また新たな苦しみが起こってきました。悲しそうで、しょんぼりした態度が目立ち、またいろいろなものが捨てられず、溜め込むようになりました。Q子は、消える、なくなる、さよならする、という三つの言葉がいやといって、三つにこだわり、「よし、よし、よし」と三回繰り返して口ずさむようになりました。両親にも、弟にも「三回、よしと言って」といつも要求します。

このようなエピソードはその後も何回も続きました。気分が好転して、強迫も軽減してきたなと思われても、学校で友人に相手にされなかったということなどで、またぶりかえしてきます。過去にさよならをして、明日のことを考えようとすることが、とても苦しいことなのでした。

ふとしたことで感じた時間意識による治癒への転回

十二月のある日、Q子は夕日を見ていたら何かこれまでに経験したことのない不思議な感覚におそわれたと述べます。自分は今日という日に生きているのだなという感覚が起こった、そして明日になったら今日の自分ではなくなってしまう、それはいやだ、今日の自分とさよならしたくない、明日が来ないでほしい、という思いが強くわいてきました。

帰宅して母親に、今日がなくなるのはいやだと泣いて訴えます。一年以上もQ子の強迫症状の相手をしてきた母親は、動揺することもなく、そうだねぇ、ずっと今日ならよいのにねと応じました。しかしそれからも毎日、今日がなくなる、明日はいらない、と言い続けます。大晦日は大変でした。二〇〇六年がなくなってしまう、二〇〇七年がこないようにして、お年玉もいらないから、と父親に哀願します。それを訴え続けるので、団らんどころではなかったそうです。

翌日の元旦の朝は意外に平静でした。晴れ着で神社参りをしたり、正月の雰囲気を楽しんでいました。二〇〇七年にいる自分を受け入れられたのでしょう。そういうことがあって、自分の過去の体験、明日のこと、自分の未来のことを少し余裕をもって考えられるようになりました。抑うつ症状も強迫症状も徐々に影をひそめてきました。

初診から一年半たった現在、学校にも毎日通っています。ここまで回復できたのは、母親が動揺せずにQ子を支え続けたこと、父親が昔のことよりこれからのことに目を向けようと励まし続けたことが、何よりも大きかったといえます。

〝心配が起こったらいつでも訪ねてくるように〟ということにして、定期的な通院は終えました。薬は、必要なときに医師である父親に処方してもらうことにしました。

症状が起こってから一年半、Q子はそこから立ち直ろうともがき苦しみました。治療者としての私にわかったのは、過去の苦しみを清算し、未来に向けての新たな意志を持てるように手伝ってやることが、抑うつ症状と強迫症状に悩む子どもへの治療の基本ではないか、ということでした。

Q子が学校での作文で、「私の将来の夢は、子どもメンタルクリニックの先生になることです」と書いたそうです。きっと良い先生になってくれるでしょう。

抑うつと強迫の症状の治療に求められるもの

抑うつと強迫の症状の関連についての心理学的説明で今もなおよりどころにされているものに、ピエール・ジャネとカール・アブラハムの著作があると述べました。それは、抑うつと強迫の症状の関連を理論的に考察したもので、数々の示唆を与えてくれます。

臨床的な視点から、いまここにいる強迫症状と抑うつ症状に悩む人々をどう治療していくかを最初に説いたのは、私の知る限りでは山上敏子先生です。山上先生は、強迫症状の治療をしているうちに抑うつ症状をあらわした事例、逆に抑うつ症状が軽快して強迫症状が出現した事例、強迫と抑うつの症状がはじめから混在していた事例の治療経過を報告し、この病態の治療に携わる臨床家に貴重な指針を示しました。山上先生は抑うつと強迫の症状の関連性についての考察は避け、その時々で強迫症状を軽減し、抑うつ症状を取ってやる方法を考えながら、患者さんの苦痛を癒してやるという臨床に徹しています。患者さんが回復すると、患者さん自身が強迫症状と抑うつ症状の意味がわかるのであろう、と私は理解しました。

私が山上先生のように臨床家に徹しきれていないところもあるのか、また私の治療した抑うつ症状と強迫症状の事例が、Q子や前述のP君のように自己意識に目覚める十歳前後の子どもであったこともあって、やはり抑うつと強迫の症状はどう関係しているのかを考えながら治療を模索しました。

P君は過去の自分の行為への罪意識、Q子では過去の悲しみの体験がもとにあると思いました。それに誘発された心理反応が強迫ではないかと考えてきました。また、強迫症状は、抑うつ症状がもっと強くなるのを防いでいるようにも感じました。

抑うつと強迫の症状の合併した状態から抜け出すには、過去と未来の時間系列の中で自分をとらえるという時間意識を伴った自己意識が誕生することも、重要だったと思います。

ですから治療も、子どものこころの内的な変化、成長が起こるのを待ってやる根気が要求されます。二人とも一年以上の期間はやはり必要だったのかなと思っています。

〈参考文献〉
ピエール・ジャネ（関計夫訳）『人格の心理的発達』慶應通信、一九九五年
牛島定信『心の健康を求めて――現代家族の病理』、慶應義塾大学出版会、一九九八年
山上敏子「強迫と抑鬱」、『九州神経精神医学』第三四巻二号、一九八八年、一三三―一三九頁
山上敏子『方法としての行動療法』金剛出版、二〇〇七年

第3章　発達障害について

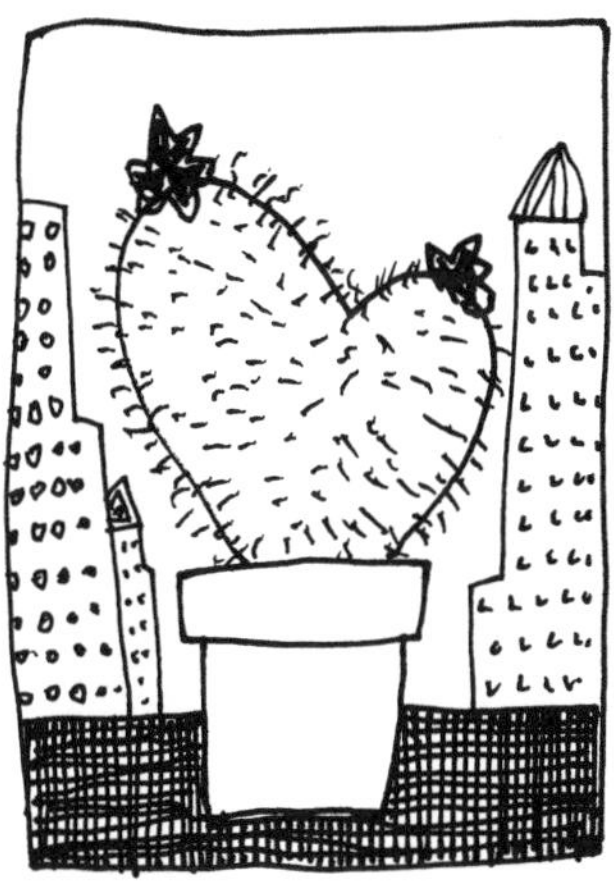

発達障害について

私は本書を〝関係性を深める〟というテーマから始めましたが、私の診療室にたずねてくる方々の中でもっとも多いのは、発達がどうも順調にすすんでいないのでは……という心配からの方々であるとそこで記しました。また、発達の問題がその後も解消されず、生活のうえでもさまざまな困難が起こってきたという方々を合わせると、私の診療室に来てくださる方の三分の一は、発達障害をもつ方です。

子どもの発達にそって各年代で特徴的な問題を取り上げてきましたが、発達障害の子どもたちへの私の臨床についての記述は延び延びになっていました。その理由のひとつは、この数年の間に「発達障害」という言葉は非常に敷衍して、精神医学、臨床心理学、教育心理学などの領域のみならず、一般の教養誌や健康誌などが精力的に特集を組み、いろいろな視点から論じており、私が新たに何かそれに付け足すことへの躊躇があったからです。

しかし、発達障害についての私の臨床を語れなかったもっと大きな理由は、発達とはどういうことか、発達障害とはいかなる状態か、発達を支援する側に立つ医師の役割とは何かについて考えてきましたが、明快な答えを見出すことができなくなってきたからです。もう四十年も発達障害の方々とかかわってきて、これまで何をやってきたのかとの批判も受けましょうが、体験が長くなればなったで、わからないことが多くなるのも事実です。

わからないままでよいから今の私の発達障害の臨床を書いてみよう、という気持ちになったのは、小学生時代にかかわっていて現在は四十歳を超えている二人の方（AさんとBさん）から、近況を詳しく書いた暑中見舞をもらってからです。

二人とも三十年前、当時私が勤務していた大学病院に通ってきていました。Aさんは注意欠陥多動児で、あとでアスペルガー症候群（巻末資料2参照）という診断で治療するようになった子ども、Bさんは非言語性学習障害児として心理運動療法をしていた子どもでした。二人とも四年近く通ってかなりよくなっていましたが、父親の転職のためそれぞれ遠くに引っ越さなくてはならなくなり、私との治療関係は終わりました。しかし、転居後も年賀状のやりとりが三十年以上続いています。その上、Aさん、Bさんは、旅先からの絵葉書や近況を伝える暑中見舞を送ってくれます。三十年以上会っていないのですが、毎年会っているような気持ちになります。

Aさんは屋根瓦の職人ですが、仕事もうまくなり給料も増え貯金もできたので、来年の正月は海外旅行に行くのだと書いていました。Bさんは二十年勤めた工場が閉鎖になり失業し、今はハローワークで他の技術教習を受けてがんばっている、と知らせてくれました。

他にも何人かの、もと発達障害だった方々が便りをくれます。なかには「先生、仮病をしないでしっかり働いてください」という励まし文もあります。三十年前のある日、この方の受診日に私が休んだのをきちんと覚えてくれているのです。

この方々にとって、私はどうも「先生という名のお友達」のようです。そう思うと、気持ちが楽になります。医師として発達障害の支援や治療教育に携わるのは、生涯のお友達になることだな、と思い知ったからです。

ことばがない心配で受診した、一歳七カ月のR君

今は三歳児健診のみでなく一歳六カ月児健診も各市町村で行われるようになって、それまでの発達がやや心配な赤ちゃんには、密なかかわりを続けるようにという助言がなされています。

Ｒ君も一歳六カ月児健診で、落ち着きがない、呼びかけへの反応が乏しい、まねをしないことが指摘され、発達障害、とりわけ自閉症の疑いがあると判定されました。両親は、三歳年上の姉と比べるとやや発達が遅いかなと思ってはいたが、笑顔やしぐさは可愛いし、あやしかけにもそれなりに反応するので、発達障害とは思ってもみなかったそうです。

健診で指摘を受けて、両親が発達の書物を見ると、やはり一歳半児に現れるという行動や反応がないことに気づきました。市の子どもセンターでのグループ療育活動に申し込みをしましたが、今は空きがないということで私の診療室に両親とやってきました。Ｒ君が一歳七カ月のときです。

両親はこの一カ月の間に発達障害についてかなり勉強をして、自閉症というより知的障害ではないか、知的障害とＡＤＨＤが合併された状態ではないか、などの質問を次々にしました。心配のほうが先に立って、大切なＲ君へのはぐくみがおろそかになっているようにも感じました。

たしかにＲ君はかなり遅れがあるように思われました。名前を呼んでも知らん顔でふりむきません。あやしかけて、いないいないばーや、おつむてんてんなどの模倣行為を促しても、のってきてくれません。お耳、お鼻などを指差してもらおうとしましたが、きょとんとしているだけです。

母親にチェックしてもらった「津守式乳幼児精神発達質問表」の母親の評価も、運動の項目以外は年齢より低く、とくに言語理解と相互交渉は一歳以下にとどまっていました。やはり両親の危惧が当たっているのかな……とも思いました。

ただ、ちょっとの間ですが、視線が合ったときの目の輝き、ミニカーを動かすときのやんちゃそうなしぐさを見ていると、エネルギーはかなりあるが、周りの人とうまくかかわれていない子どもという印象も受けました。

私は、小さなサッカーボールを三メートルほど離れたところにいるR君に足でパスしてみました。すると、R君は左足でそれを受け止め、右足に移し、ボールを正確に私に蹴り返しました。「オホー」と私が声を上げて喜ぶと、R君もけらけらと笑いました。何回も続けてミニサッカーボールの蹴り合いをしました。R君が両足でボールをこねて、足の甲にうまく乗せて蹴る所作はとても巧みです。父親と交代してもらって、父親とR君が始めました。二人とも楽しんで一〇分は続けました。

私が父親に「ジダンやベッカムはヨチヨチ歩きのころからこうだったのでしょうねぇ」と言うと、父親は「そんな……」と言いながらも、R君への気持ちの向け方が変わってきたように感じられました。

両親に「R君は、今は確かに知的な発達の面でも、対人関係を含めた社会性の発達でも遅れがありそうだが、しかし発達障害であるか、ましてや、どのタイプであるのかはわからない」と話しました。「R君はこれから毎日変化し、発達してくるのは確かであるが、どう変化し、どう発達していくのかはわからない。私は臨床家であって予想屋ではないので、そういうことは不得意です。今は診断を差し控えて、R君にどう働きかけたらR君が楽しそうに毎日を送れるか、そして両親や周りの人々との関係が深まっていくかを考え合いましょう」と話しました。

こういうことを述べたら責任逃れしてとか、何もわかっていないのだな……と思う方も少なくないのですが、R君の両親は「よくわかりました、そうしていきたいと思います」と言ってくれました。私は母親に、毎日の生活のなかでR君の気持ちと一つになりながら、歌ったり、踊ったり、走ったり、遊んだりの時間をできるだけもってくださるようにもお願いしました。

両親との関係の深まりを働きかける

私のもとには二週あるいは三週おきに、父親の休日の水曜日に来てもらうことにしました。二回目には、R君が玩具棚から例のミニサッカーボールを取り出し、私の足もとに軽く蹴ってきました。私をサッカーごっこに誘います。家でもかなり練習を積んできたようで、ボールさばきがうまく、ドリブルのような芸も見せます。

次の回はヘディングを教えました。「ヘディング!」と言って宙にボールを浮かすと、頭部でそれをはねようとします。これなら、手とか足とかの身体部分の名称を覚えるのもすぐだろうと思いました。

両親もR君をとてもいとおしく思ってかかわりました。それがR君にも通じたように、母親との、そして父親との関係が深まってきました。母親の歌に合わせてジェスチャーをとります。父親の指示がわかり、家族写真を見て、祖父母や各人をきちんと指差します。

R君は毎月の受診ごとに変わってきました。語りかけが通じ、R君の感情反応がこちらにもよくわかります。六カ月たった二歳一カ月には、いくつかのことばで語りかけてくるようになりました。サッカーをして私がやめようとすると、「もう一度」と催促します。消防自動車のミニカーを持ってきて、「赤いピッポーピッポー」と伝えます。二歳半になるとひとり遊びで、「はいワニさん怖くないよ、かんだらバンソーコーつけるよ」などと語っています。

しかし、まだそのころはITPA言語検査のことばの類推で、「お湯は熱いね、氷は?」

と問うと、「氷は白い」と答えていました。それが、二歳十一カ月では、「おなかは前ね、背中は?」の問いに、「背中は後ろ」と答え、「ウサギは速いね、亀は?」の問いには、「亀はゆっくりしている」と言います。ことばの発達と心理的な反抗期は関連があるのか、私のところでの遊びが気に入らなかったり、めんどうくさいテストを課すと、「ママ、もう今日はやめる、早くお家に帰りたい」と要求します。それは、本当の発達がすすみつつあることを示しているように思います。

R君とのかかわりから考えたこと

R君はことばの発達も、社会性の発達も遅れ、一歳六カ月健診で発達障害、とくに自閉症が疑われた子どもでした。けれども両親の子どもの気持ちに合わせようとした働きかけによって、その後の一年五カ月の間に著しく発達し、今は一歳半健診で持たれた疑問は消えたのではないかと思います。ただし、R君は一歳半過ぎから急速に発達が進む例外的な事例だったのかもしれません。明白な器質的障害をもった子ども、いろいろな外因にもとづいて起こった発達障害の子どもでは、R君のような発達は起こりにくいと思われます。

しかし、一歳六カ月児健診で発達障害が疑われた子どものなかでは、器質障害や外因が明らかでない子どものほうが多いと思われます。そうだとすると、一歳六カ月児健診の意義は、発達障害のリスクをもつ子どもでも、子どもの気持ちを汲んだ適切な働きかけによって、発達障害に至らずにすむ子どももいるし、もし発達障害といわざるを得ない困難をもつことになったとしても、ずっと軽度の障害でとどまりうることを示すだろうと思います。ところが残念ながら、今はまだ、一歳六カ月児健診で発達障害が疑われた子どもへのその後の支援体制が整ったとは言い切れないのです。

私の発達障害観

親が発達障害ではないかと心配して、毎週何人かの子どもが私の診療室にもやってきます。確かにその可能性があるなと考えざるをえない場合もありますが、ほぼ普通の発達をしているのにどうしてそのような発想をされたのか不思議に思うことも少なくありません。

自閉症ではないかと相談に来たS君

先週受診した五歳のS君は、一歳六カ月健診でことばの理解が遅れている、視線が合わない、気持ちの通じ合いが乏しいと指摘されました。母親はいつも気持ちを込めてかかわり、話しかけをして、動作模倣が伸び、感情の交流も豊かになるようにと、密な働きかけを続けてきました。障害児療育に熱心な幼稚園にも二歳半で入れてもらいました。S君はひと月ごとに良い変化を見せ、四歳になると自分の要求を言葉で伝え、友人との話し合いもでき、幼稚園での行動もほぼ皆と同じようにできるようになりました。

五歳の九月、来春の入学について幼稚園の先生と話し合ったとき、先生はS君の発達障害はもう改善されているので、普通学級でやっていけるのではという意見でした。しかし、S君の母親は、はじめと比べるとずっと発達してきたが、話していて、私の言うことの微妙なところは理解できないことも多いし、話がうまくまとまらない、友人と遊んでいてもひとテンポずれていてしっくりと交流できていないようだ、と述べます。この子の将来を考えると特別支援学級のほうがよいのではないか、そしてやはりこの子は自閉症と呼ばれる子どもに近い障害をもっているのでないかと思い、私の診療室に来たのでした。

S君は表情も豊かで、人なつこい子どもに見えました。絵もうまく描けるし、童謡も身振りをつけてうまく歌います。しかし、話し合いになるとやはり母親が述べたようなつまずきを見せます。自分が気が向かないと、私の問いかけも無視します。

母親に、お母さんが危惧しておられる可能性があることを話し、二週おきに来てもらい、S君と遊んだり、話し合ったり、またテストをしたりして、学校のこと、これからのことを考えていこう、ということにしました。

アスペルガー症候群を心配して受診したT君

やはり先週来た小学一年生六歳のT君は、母親が、この子は広汎性発達障害ではないか、アスペルガー症候群ではないか、と心配して受診しました。「幼稚園でもわがままで頑固だと言われてきたが、小学校に入学してますます困った行動が多くなった」と母親は語ります。

自分勝手な言動が目立ち、些細なことで友人ともめごとを起こす、喧嘩を始める、自分が悪くても決して謝らない、相手のせいにするそうです。授業でも気が乗れば「もう黙っていなさい」と言われるぐらいに発言するのに、気乗りしないとテストも書かない、質問にも「知らん」とつっけんどんに返事します。

担任の先生は母親に、ADHDでは、という自分の考えを伝えました。母親は書物やインターネットで勉強しました。そして母親は「ADHDというより、広汎性発達障害のアスペルガー症候群であるという結論に達した」と語ります。

私が「乳幼児期の発達はどうでしたか」と聞くと、「三歳まではまったく正常で何の心配もなかった」と述べます。「じゃ、どうしてアスペルガー症候群と考えたのですか」と聞くと、「インターネットに掲載されていた」と言って、アスペルガー症候群の行動特徴が列記してある「評価と診断のリスト」のプリントアウトを見せてくれました。母親は「父親と三年前に離婚しているのですが、これがこの子についての得点、こっちが父親の得点で、この子の父親のほうがもっとひどいアスペルガー症候群である」と説明します。母親のアスペルガー症候群にまつわる考えには、こみ入った事情がありそうでした。

T君との面接を始めました。母親の話していたT君とはかなり違っていました。T君はおっちょこちょいで、落ち着きにも欠けるところがありますが、甘えん坊で、人なつこい子どもだなと思いました。家庭のこと、学校のこともよく語ります。学校の先生も厳しいので、叱られてばかりだと述べます。宿題をしない、掃除をさぼった、友達をたたいた、上ばきをかくした、などで叱られたそうです。「それじゃ君が悪いわけだ」と言うと、「うん、今はそう思う」と反省もします。

最近の話題に話を進めました。朝青龍はどうして今場所休場したのとの質問に、「サッカーして叱られた、だから入院している」と答えます。安倍（元）総理大臣はどうしたの？　には、「もう辞めてしまった、お腹が悪くて入院している」、後はだれがなると思う？　と聞くと、「僕にはわからない」と言います。私もT君との会話を楽しめます。

T君は教室では不適応行動があって、皆に迷惑をかけているのは確かですが、アスペルガー症候群と言いきるにはもっと慎重でなくてはと思いました。母親にどうしたらT君がお利口になれるかじっくりと考えていきましょう、と提案しますが、母親はいまだアスペルガー症候群であるとの信念を捨てきれないようでした。

発達障害という考えが普及したことの影の部分

発達障害という言葉が敷衍して、専門誌ばかりでなく、一般誌でも、新聞でもしばしば取り上げられ、いろいろな視点から説明されるようになったことは前にも記しました。

乳幼児健診でも、身体的発育だけでなく、精神面の発達も順調に進んでいるかが重要視されるようになってきました。少子化ということもあるのでしょうが、子どもの精神発達についての養育者の関心は強く、とてもよく勉強している方も少なくありません。そして幼稚園、保育園でも先生方が発達障害についての知識習得に努めた結果、子どもの不適応的行動を発達障害では、という見方をする方も多くなりました。また、小学校に進学した児童でも、集団での協調的な行動がとれなかったり、逸脱的な行為が目立った場合、まず発達障害ではないかと先生方は心配します。そして中学生の場合にも、そのような視点で判断される傾向が強まってきました。

このような風潮のなかで、児童精神科や小児神経科などの医療機関や小児発達センターなどの相談機関を受診する子どもは増え続け、半年以上の予約待ちという場合もあります。これでは、医師や子どもの心理臨床家の関心も発達障害にばかり向かうことになってしまい、子どものさまざまな精神面の変調や、子どもの不安や悲しみから起こった不適応反応に対して適切な対応がとれなくなるのでは、ということを憂慮する方もいます。

また、各児それぞれの発達ということへの綿密な検討を行い、どうしてそのような発達障害といえる状態が発展してきたかの精神力動的な吟味を行うことが極めて少なくなる心配があります。

そのうえ、ただ診断マニュアルの基準に沿って、現時点の行動特徴が当てはまるかどうかで診断だけが行われ、そのあとの心理的支援はしないという機関もあるので、それでは子どもの発達障害の知見が普及したことが弊害となっているのではないか、となります。それもなるほどと思われます。何もかも発達障害、十把一からげで発達障害ということへの批判には一理あるように思います。

しかし、私はそれでもなお、発達という視点を大切にして子どもをみることが何よりも大切だと思っています。そして発達が順調にいかなくなったり、その過程で著しいつまずきが起こり、日常の生活が苦痛で適応も困難となった子どもを発達障害と定義すると、発達障害は精神科医にとってまず取り組むべきことであると考えます。そのことを説明するには、私の発達障害観を述べなくてはなりません。

人は皆、発達課題を背負って生き続ける

赤ちゃんが生まれてきて、何もわからない状態で、何もわからない状況にほっぽりだされます。その赤ちゃんをお母さんが抱き上げ、あやしかけ、いとしいと思ってはぐくみます。そのかかわりあいの中で、お母さんとの関係ができ、相互の心理的な交流が進み、赤ちゃんはお母さんを通じて周りの世界を知り、言葉を覚え、さらに認識を豊かにしていきます。その過程は、赤ちゃんの中枢神経が成熟し、心身相関的な調整機能が整うことによって進んでいきます。これまでの発達の過程でもさまざまな危機がありますが、保護者の庇護、はぐくみによって乗り越えていきます。

しかし、ここまでの間でも、非常に多くの要因が複雑に関与しています。一四〇億の脳細胞の成熟、調整も同時に進んでいます。それが順調に進み、赤ちゃんが普通に発達するのは、奇跡的なことのように思われてきます。そこまでの段階での危機に際して、足踏み

が起こったり、発達の不調和が起こるのは不思議なことではありません。とくに、中枢神経系に損傷を持つことになった子どもたち、なかんずく染色体異常、先天性の代謝障害、胎生期や早期乳児期の感染症、外傷、中毒をこうむった子どもたちは発達障害を起こしやすいと考えられます。

さらに、そのような病理的な中枢神経系の所見を持っていた子どもだけが発達障害を起こすのではなく、むしろそのような病理所見がない子どもたちに起きる発達障害のほうが、ずっと多いのです。脳科学の研究者からはいろいろな報告がなされていますが、臨床家からみるとそれは単なる仮説に過ぎません。近年、幼児期にひどい虐待を受けた子どもたちが、その後の発達が順調に進まず発達障害を起こすという報告が数多くなされるようになりました。杉山登志郎先生はそのような子どもたちを「第四の発達障害」と提唱していますが、臨床家としては納得のいく見解です。

三歳までは発達の危機を乗り越えても、子どものかかわりの世界が広がり、さまざまな人との関係を持ち、次の社会化の段階に進むようになると、子どもはまた新たな心理的発達課題にも遭遇します。小学校入学のときも、自己意識が芽生える十歳前後も、また中学校の時期の思春期前期にも、それぞれの発達課題を克服しなくてはなりません。高校生、大学生に相当する年代でも、越えなくてはならない心理的発達課題があります。各時期の心理的危機があります。

それぞれの発達段階での危機を乗り越えられず、つまずき、挫折、退行を起こしたり、深刻な精神病理像を呈する状態になるのも、私の見解では発達障害に含まれます。ですから、子どものうつ病も、思春期で発症する統合失調症も、発達障害です。

成人についても、発達は問題としなくてはならない

青年期を経て社会人となる成人期は、ともかくがんばって生きます。しかし、働き続けて二十年たった中年期には、人生の折り返し点での自分のありようを見直そうとします。そのときある人々は苦痛な中年の危機に遭遇します。中高年男性の自殺の増加が現代日本特有の社会心理現象として注目を浴びてきましたが、この方々は中年期の発達障害とみなせると考えます。

お前はどうしてそこまで発達障害を引き伸ばすか、といぶかしく思われる方もおられると思いますので、私の研究歴をちょっと述べさせてください。

私は九州大学教育学部の教官時代、「生涯発達学講座」を担当していました。私が卒業論文や修士論文を指導することになった学生には好きなテーマを選ばせました。私が専門

としていた児童青年期だけでなく、中年期の危機と生きがい、高齢者の生きがいをテーマとして選ぶ学生もかなりいました。私にとって学生と一緒に学ぶ機会になりました。そして、長崎で学童期に原爆に被爆した方々をお訪ねして、これまでのご苦労をお聞きしました。また、二十代で出征、旧満州で終戦を迎え、三〜五年のシベリア抑留生活を余儀なくされた方々から、シベリア抑留が各人のその後の人生にどう影響をしたかをうかがう面接もしました。これらの方々の体験は特別なものだったかもしれませんが、人間はみな過去を引きずりながら、それを乗り越えようと努力して生きている、それが人生なのだと考える契機となりました。私個人にとっては、これが中年期後期の発達課題でした。

老年期の認知症が発達障害であるかについては、意見が分かれます。アルツハイマー型認知症では、脳の退行性変性が基盤にあって起こるには違いないにしても、認知症の方々の生き様にはそれまでの生活史が反映されているはずだし、そのことを理解しなくては適切な介助を進めることはできないと私は考えます。

人はどのような年代でも発達障害を起こす可能性があり、発達障害と対峙しながら生きるのが人間の生涯だと考えます。ですから、発達障害は自分とは関係がない、と考える人は、自分の生きる意味をよくわかっていない人であると、私は考えるのです。

＜参考文献＞

鯨岡峻「発達障碍の概念とその支援のあり方を考える」、『教育と医学』二〇〇五年十二月号、四―一二頁
小澤勲「痴呆という生き方」、『教育と医学』二〇〇二年四月号、六二―六七頁
杉山登志郎「発達障害のパラダイム転換」、『そだちの科学』八号、二〇〇七年、二―八頁
杉山登志郎『子ども虐待という第四の発達障害』学習研究社、二〇〇七年

「発達の障害」という意味について

発達障害ということばが普及してきたので、皆がそれを身近に受け取り、発達障害と呼ばれる方々への理解がすすみ、障害のある人もそうでない人も、ともに分け隔てなくこの社会で生活していこうとする気運が高まってくれば、と願います。

しかし、現実はまだそれにはほど遠いような気がします。文部科学省や、厚生労働省も発達障害の概念の普及に努めていることはわかりますが、それぞれの定義の文言をみても、本当に障害をもつ方々の立場に立っているのか、という疑問を持ちます。

正確とはいえない発達障害の定義

平成十六年に定められた発達障害者支援法の中で、「発達障害とは、自閉症、アスペルガー症候群その他の広汎性発達障害、学習障害、注意欠陥多動性障害その他これに類する脳機能の障害であって、その症状が通常低年齢において発現するものとして政令で定めるもの」と定義されています。特別支援教育の推進に関しての文部科学省の通達の文言もほぼ同じような趣旨のものです。

発達に困難をもつ子どもを、それぞれの発達の特性を見きわめて援助していくこと、それこそが発達障害の支援について提起している重要なテーマだと私は考えています。しかし先に述べた支援法での定義は、発想がまるで逆です。

発達障害者支援法における定義では、発達障害は、A、B、C、Dなどであり、それぞれは脳の障害に基づくものである、というものです。A、B、C、Dなどの障害ないしは病気をもっているのが発達障害である、といっています。しかし、実はそのA、B、C、Dなどはもともと確実な証拠があって実在するものでなく、あとで人が名づけたもの、社会的要請によって出来上がったもの、つまり人為的なものです。それをあたかも、もともと証拠のある確実なものとみなし、それがあるから発達障害というのなら、子どもが生まれてからどのような事情で、どのように発達が変異したかを考慮することなしに、A、B、C、Dのいずれかの判定マニュアルに該当するかどうか、それだけでよい、ということになります。

それでは、発達のあゆみが心配だと言ってやってきたのに、子どもの育ってきたもろもろの背景、子どもや親の不安や悲しみに治療者は気持ちを寄せることなく、現時点での状態をマニュアルに従って判定を行うことをすすめているように思えます。

赤ちゃんの発達の不思議さ

私の述べることはあまりにも突飛で、ついていけないと思われる方もおられるでしょうから、もう少し説明を加えます。

赤ちゃんは、一万人いると一万人がみな違った発達をします。笑み、泣き声、甘え方、すねる、怒る、かんしゃくを起こすなどの様相はみな違います。歩き方、お母さんのあやしへの反応、ことばの感じ方、話し方、お母さんの促しへの関心の向け方、真似の仕方、飛び跳ねて喜ぶ様子などもみな少しずつ異なっています。それは赤ちゃんが持って生まれた生理的資質が違うし、育った環境も異なりますし、もっとも大切と思われる親子の心理的関係のありようも微妙に異なっているので、当然といえば当然なことです。

しかし不思議なことですが、多くの赤ちゃんは六カ月経つと似通った発達のペースをたどり、お母さんに甘えて働きかけを要求するし、一年目には立って歩こうとするし、お母さんの話しかけを理解するようになるし、真似て一緒のジェスチャーを楽しみ出します。

一年半、二年になると、ほとんどの子どもが発達検査表に記してあるような項目をパスします。しかし、なかにはその意味での発達が遅れる子どもがいます。また知的な発達、ことばの発達はそれほど差異はないのに、母親との感情交流が乏しいと思われる、周りへの関心の向け方が特徴的で他の子どもとなかなか交われない、という子どももいます。

そのような発達のあゆみが遅れているとか、発達にちぐはぐさがあって特異的なパターンを示す子どもたちが、発達障害のリスクをもっているとみなされるのです。

それは赤ちゃんが生まれてからの発達に関与するさまざまな要因、それがうまく調整されて発達はすすむという仕組みを考えると、当たり前のことです。

発達障害のリスクをもった子ども

中枢神経に損傷を与える外因があった子ども、そして脳に器質的障害をもっていた子どもでは、それが発達に阻害的に働くことになるでしょう。染色体異常、遺伝的な代謝疾患、胎生期の感染や中毒、早期の脳外傷、感染症、酸素欠乏による脳障害などをもった子どもたちでは、発達障害を起こしやすいと考えます。

しかし、そのような既往症がない子ども、あるいは高度に発達した中枢神経系の手段をもってしてもなんら脳の器質的異常所見が見出せない子どもでも、発達が足踏みしたり、特異な発達パターンを示すようになり、発達障害とみなさざるを得なくなります。むしろそういった子どものほうが、器質的異常がある子どもよりもずっと多いと思います。

脳の器質的異常がある子どもにしろ、見出されない子どもにしろ、一歳半健診で発達障害のリスクがあるとされる子どもが全体の六~八%いるといわれるようになりました。そのような発達障害のリスクがあると考えられる子どもたちに、一歳半までの心身の発達の様子、子どもが生活してきた環境や条件を検討しながら、これからの発達を伸ばしていく働きかけを行うことになります。

一歳半よりもずっと早くから発達の様子が心配で、治療、療育、家庭での働きかけを行ってきた子どももいます。その子どもたちのその後の発達の様相もさまざまです。二歳、二歳半、三歳、四歳と毎日の生活の中で、発達の遅れや不均衡が改善されるようにと、保護者も、子どもの支援者もがんばっていこうとします。しかし、すべての子どもが順調な発達をとげるとはいえません。それは、子どもの生育環境が不都合なことによる場合もありますし、子どもがもつ生来的な生物学的要因が原因とみなさざるをえない場合もあります。しかし、発達障害をもたらす中枢神経系の損傷はまったくないのに、そして保護者も支援者もいつくしんで育てたのに、発達が順調に進まなかったという子どものほうが多いのです。

カナーとアスペルガーの意図したもの

そのような発達が順調に進まなかった子ども（発達障害をもった子ども）でも、発達障害の様相はみな違うのですが、不思議なことにかなり似通っている発達パターンを示し、行動特性をもっていることに気づいた人がいました。子どもの発達パターンや性格形成に関心を持っていた、児童精神科医レオ・カナーと、小児科医ハンス・アスペルガーです。

子どもの臨床に関して、慧眼の持ち主であった両者は、この子どもたちがこれまで理解されてきた知的障害児や言語障害児とは異なっていることを指摘し、それぞれ「早期幼児自閉症」「自閉的精神病質」という呼び名を提唱しました。それが現在も引き継がれて、「自閉症（自閉性障害）」「アスペルガー症候群」として重要な臨床概念となっているのは周知のとおりです。

それらが、優れた記述に基づく概念提唱であったことから、今は「自閉症」や「アスペルガー症候群」がもともとあった、確かに実在する疾患であるかのような誤解がなされています。しかしこれらはあくまで、ある似通った発達パターンを示す子どもたちについての呼び名に過ぎないのです。

そのような背景や事由を考慮しないで、ただ一回だけ子どもをみて、この子どもは「自閉症」とか、「アスペルガー症候群」と診断するのでは、そのような子どもたちを本当に理解したことにはならないでしょう。「自閉症」「アスペルガー症候群」と診断するには、レオ・カナーやハンス・アスペルガーが行ったように、特異な発達を続けている子どもとの治療的かかわりを長期間行い、その臨床的体験から、〝やはりこの子どもの対人関係や周りの世界とのありようがある特有のものである〟と思わざるを得なかったときにようやくなされるべきものであると考えます。

しかし、今はそのような治療的かかわりを経て診断がなされるというより、「自閉症」「アスペルガー症候群」それぞれの状態像の特徴を箇条書き的に記述したものに、子どもの現時点の状態がどの程度当てはまっているかどうかで診断するという、乱暴な方法がとられることが少なくありません。

それでは順序が逆なのです。逆は必ずしも真ならずの喩えの好例であって、とんでもない診断になる可能性があります。たまたま診断はついたとしても、これから子どもをどう理解していったらよいか、どう発達を伸ばしていったらよいかについての発想はそこからは生まれてきません。子どもが生まれてからここまでくるのに、どのような紆余曲折があったか、そのつど母子でどのような悲しみ・喜びを体験したかなどの、これからの治療や教育で必要となる事柄を省略してしまうことになるからです。

「発達の障害」という意味について考えよう

ＡＤＨＤや、学習障害（ＬＤ）と呼ばれる子どもでは、もっと長い期間の治療的かかわりのなかでの臨床的判断が要求されます。幼児はみな落ち着きがなく、上手に読み書きができません。学校に上がっても、なかなか集団への適応がうまくいかず、自分勝手な行動が目立つ子ども、突飛な言動を見せる子どもがいます。

その子どもがどうしたら落ち着き、皆と交流でき、発達もすすんでくるかを、子どもとのかかわりのなかで考えます。そしていろいろ考えあぐねていると、やっと、〝問題は、この子どもの注意持続力の短さ、あるいは読み書き、計算の苦手さにあるのだな、それが子どもたちの不適応行動を引き起こしているのだろう〟という臨床的あるいは治療教育的なひらめきが起こってきます。

ＡＤＨＤや、学習障害（ＬＤ）の子どもたちはそのような治療経過の中でやっとわかってきて、それをもとに今後の治療や教育支援を行えるようになると考えます。

発達障害の概念提起は、子どもたちの発達をしっかりと追体験し、どのように変化してきたか、それまでの過程で子どもの身体にどんな変化があったか、子どもの環境はどうであったか、子どもはどのような感情体験をしてきたか、親はどのような心理状態であったか……、こういったことを総合的に判断して、一人ひとりに適切な治療や教育支援をすべきであることを周知させるためのものだったと私は考えます。

とすると、前記した文部科学省や厚生労働省の発達障害の定義は不充分です。子どもそれぞれの発達をよく理解しよう、そうするとおのずと発達障害の違い、各児への治療や支援教育の方向がわかってくる、というような文言にしてほしかったと思います。

発達障害は脳の障害によるのか

近代医学では、疾患や障害は、ある原因によって、ある部位に病理的変化が起こり、そのことに起因する症状や病理所見によって、それぞれの診断、分類がなされます。肺結核、C型肝炎に続いて起こった肝硬変などの多くの身体疾患を考えてください。また、厳密な意味では、原因が特定されない胃がんや、アルツハイマー型認知症でも、はっきりした器質的病変があり、それに対応した症状、病像があり、病気の経過も左右されます。ところが、精神医学ではそのようなはっきりした証拠、病理的所見に基づいて診断、分類がなされません。多くの疾患、障害で、症状や病態に相応する器官や組織の病変、身体的異常所見が見出されないからです。

精神医学では、振舞い、言動、行為など、行動面の特性によって、診断、分類がなされています。脳の異常所見や神経系の特異的機能変性によって、診断、分類がなされているのではありません。

近年の脳化学の発達によって、脳のある部位、特に前頭前野、扁桃体、海馬などの機能不全が、統合失調症をはじめいろいろな障害の発症、経過、転帰と関連するという見解が提唱されてきました。しかし、マスとして障害を見たとき相関がありそうだというだけであって、それだけで一人ひとりの病者の苦しみは理解できません。大人の精神医学の対象になる障害でさえそのような現状ですから、子どものこころの問題、ましてや発達障害を脳の病変という視点だけから見ようというのは、間違っています。

しかし、先述した発達障害者支援法における定義では、発達障害は脳機能の障害であることを明記しています。そう言い切った背景にはいろいろなことが考えられます。

一つには、〝発達障害の原因は親の育て方の誤りだ〟と言われた時期があって、親がその偏見に苦しみ、育児に自信を失い、ますます子どもの発達を停滞させるということがあるからだといわれます。

しかしだからといって、発達障害が脳の障害と決めつけることが、親への支援的な態度になるとは私には思われないのですが。

二つには、障害児支援教育に携わる教師や学校関係者、同級生の保護者が、あの子は脳が悪いからと理解したほうが教育しやすいし、やさしくかかわってやれるからと、発達障害者支援法の制定に関与した方々が判断したからだと思います。

私たちは毎日の生活で、いろいろなことを判断し、考え、さまざまな感情を抱きながら、何とか状況を切り抜けて生きています。そのすべては脳の生理的機能に頼っています。〝生きる〟とは、脳に頼り、脳を働かすことでもあります。

しかし、私の脳の生理的働きがわかれば、私の生き様がわかるというものではありません。発達障害の子どもたちも、脳の機能と強い相関を持って生きています。そしてその相関の程度は、発達障害とはいえない子どもよりは強いといえるでしょう。それでも、発達障害を脳の障害と考えるのは間違っていると思います。発達障害の子どもは、お母さんとの関係、周りの世界とのかかわりのなかで日々変わって、さらなる発達をしています。その積み重ねでこの子どもたちの脳は変化し、発達していくと考えます。脳科学がもっと進歩して、そのとおりだと証明してくれることを願っています。

〈参考文献〉
小林隆児『自閉症の関係臨床——母と子のあいだを治療する』ミネルヴァ書房、二〇〇〇年
滝川一廣「発達障害再考——診断と脳機能論をめぐって」、『そだちの科学』八号、二〇〇七年、九—一六頁

「アスペルガー症候群」の意味

「アスペルガー症候群」とは

この数年、アスペルガー症候群についての関心が高まり、専門誌では何回も特集が組まれて論議されています。また一般のマスメディアでもアスペルガー症候群が頻繁に取り上げられ、いわゆる変わった性格の人々、奇異な行動様式をもつ人々を、このことばを使って解説することが多くなってきました。

本来は、特徴的な発達パターンを示す、ある一群の子どもたちについてのことです。一八四四年にウィーン大学の小児科医ハンス・アスペルガーが、一歳ごろから七歳ぐらいまでの発達の様子がかなり特徴的で、適応行動にさまざまな問題をもっているが、早期から積極的な治療的働きかけを続けると良い方向への発達が進み、年長になるとやや変わった面は残るが、どうにか自立的な社会適応ができるようになると報告しました。そこでは、子どもの発達のありようを丹念にみる大切さ、そして、もし発達が順調にすすんでいない心配があったら早くから心理・教育的配慮を行うべきだ、ということが力説されています。

しかし、現在のアスペルガー症候群についての論議は、このような視点からのものは少ないように思います。また、アスペルガー症候群とされる対象も、ハンス・アスペルガーが記載した子どもたちとは異なったものが多いようです。

私はかつて「アスペルガーということばの流布への異議」（巻末資料2参照）という論考を書きましたが、そこで言い足りなかったこともあるので、あえてもう一度記させていただくことにしました。

小学高学年になって友人との関係に苦しむU君

U君は十一歳、小学六年生です。二歳半のときからずっとかかわってきた子どもです。両親は、一歳までは愛嬌があってとても可愛い子どもだなと思って、発達が乱れているとはまったく考えてもみなかったそうです。しかし、歩き出すととても多動で目が離せません。母親の話しかけが理解できないようで、まったく耳をかしてくれません。二歳を過ぎてますます多動で、ウー、イーなど意味のわからないことばを叫ぶだけで、ことばの遅れが目立ってきました。

二歳半のとき私の診察室に来ました。ちょっとの間なら視線も合わせ、にっこり微笑みますが、すぐに自分勝手な行動を始めます。遊戯室の人形やおもちゃを窓から外に投げ捨てます。私が困ったなという表情をすると、とてもうれしそうです。家ではいたずらがすぎるので注意すると、ひどく泣き叫び、癇癪を起こします。両親はただ振り回される毎日でした。

三歳から発達障害児の通園施設に通うようになりました。機嫌のよい日は他児に交じって行動しますが、機嫌を損ねるとすぐ飛び出していくので、先生方を困らせました。しかし、連日、根気強く働きかけが続けられました。いくつかの単語も言えるようになりました。マンマ、コーキー、ジュージュー、バイバイなどです。少しずつ落ち着きがみられるようになりました。外に飛び出しても、自分で帰ってきます。

四歳になると、ことばも伸び、「ママ、公園に行ってくる」「今度は三角書くよ」など言えるようになりました。四歳半のとき、私に「この象さん面白いね、どこで買ったの」

「先生、数字書いていいですか」などの話しかけをしてくるようにもなりました。

私もいくつかの質問をしてみました。お耳は何するところと聞くと、「水が入ったらトントンしなくちゃいけない」と答えます。目は何するところには、「逆さまつげになったら痛い」と言います。これにはびっくりしました。U君は、皆がどう考えているかより、自分の感覚で考えたことを優先する思考様式をすでに持っていたことを知らされました。U君はアスペルガー症候群と呼ぶのが妥当ではないか、と考え始めたのはその頃です。

五歳になると、皆と一緒の行事に加われるようになり、先生との会話も増えてきたので、近所の幼稚園に転園しました。幼稚園でも一応の適応行動ができ、他児とのかかわりがうれしそうでした。しかし一方的にしゃべってばかりで、相手の話しかけに応じることがなく、相互の会話には発展しません。ただ、字は覚え、読み書きができるようになりました。鳥や虫への興味が出て、図鑑を見てどんどん覚えていきます。

六歳になって小学校はどこにしようかと、両親、園の先生と何回か話し合いましたが、この一年間の成長が著しかったこと、「田中ビネー式知能検査」でＩＱが80だったことなどから、普通学級に入学させてみました。ただ、週に半日は通級の情緒学級にも通うことにしました。

小学一〜二年生時は、友人との関係がスムーズでなく、孤立傾向がみられました。また不器用さが目立ち、運動、工作、図画は苦手で、U君も嫌がってやりたがりません。小学三年生の担任の先生は、U君の感受性や行動特徴をよく理解してくれ、U君がクラスの友達とのふれあいが多くなるように状況を工夫し、交流がふえるようにはからってくれました。勉強でも得意なところは積極的に集中させ自信が持てるようにして、苦手なところはうまくできなくても良くやった、これで大丈夫だとほめてくれました。U君も明るくなって、のびのびと振る舞うようになります。授業では手を挙げて発言することもありました。少し調子にのって友人に話しかけますが、それが適切な表現ではなく、相手の友人を怒らせることもあります。U君はなぜなのかわからず、当惑してしまいます。

小学五年生では、クラス編成も担任の先生も変わりました。U君は体重が増え身長も伸びて、クラスで二番目の大きさです。そのようなこともあってかイライラしやすくなりました。友人にテレビアニメについて話しかけます。相手はそれに興味がないのに語りかけます。うるさいね、と言われると腹を立てて友人を責めたてます。そのようなトラブルが多くなりました。U君をからかったり、陰口をたたく同級生もいたようです。それでも五年生の間はどうにか登校して、なんとか皆に誤解されないようにとがんばっていました。

六年生になるとクラスの友人の抱く興味や関心、将来に向けての展望とU君のそれとはかなり違ってきたようです。U君にもそれがわかり始め、皆の中にとけ込めない違和感を意識するようになります。朝、「夢を見た。僕がクラスに入っていこうとすると皆が来るなと言った」と母親に訴えて登校を渋ります。母親は何とかなだめて学校に連れて行くことが多くなりました。クラスでは皆が自分のことを変に思っているのではと警戒的になりました。先生に「一人になりたい、空いた部屋はないですか」と頼みます。先生も何とか皆と打ち解けてかかわれるようにと苦心しますが、うまくいきません。ある友人が「U君、一緒にサッカーして遊ぼう」と誘っても、今度はU君が「いやだ、うるさい」と拒みます。ますます気まずさが高まってきます。

二学期になっても事態は好転しません。U君は、〝学校を休むのは悪いこと〟という思いが強いのですが、学校のことを思うと胸が締め付けられるような苦しさが起こってきます。そして心筋梗塞になるのではと心配します。ある日は頭痛がすると頭をかかえこみ、僕は脳腫瘍じゃないかと不安がります。次々と悩みが広がってきます。

私のところに受診したとき、「君の一番の悩みはどんなこと」と聞いてみました。「悩む自分を悩むことです」と語りました。私が考えていた以上に、U君は自分の対人意識に苦しんでいたのでした。どうしたらU君の自己価値低下観を修正できるか、安定した対人関係を持てるかを考えてU君の治療を続けていますが、子どものうつ病や強迫性障害よりもはるかに難しい問題が横たわっているのを痛感しています。

「自閉症」と「アスペルガー症候群」

赤ちゃんが生まれ持っていた資質のみでなく、環境とのさまざまなかかわりによって発達が進み、その発達の様相はすべての赤ちゃんで異なることはこれまで何回も述べてきました。しかし、二歳、三歳、四歳と大きくなるにつれ、子どもの周りの人との関係、感情交流が特異的で、ことばも遅れたり、ことばの理解や表現が特徴的であり、また他の子どもたちにはみられない数々の行動パターンを示すようになる子どもたちがいます。そのことを明らかにしたのが、アメリカのレオ・カナーとオーストリアのハンス・アスペルガーです。

カナーは一九四三年にそれらの子どもたちを「早期幼児自閉症」として報告し、アスペルガーは一九四四年に「自閉的精神病質」として提唱しました。二人が取り上げている事例もきわめて似通っていて、その子どもたちの障害の本質を〝自閉〟という概念で言い表したことも同じでした。その年代は第二次世界大戦の最中で、戦っている両国の間で二人が意見の交換をすることはなく、お互い独自に自閉的なこれらの子どもたちを見つけ出したとみなされています。戦後まもなくして二人の考えは日本にも伝わってきました。

両者の論文を比較検討すると、ほぼ似通っているのですが、微妙な違いがあります。障害に対する見解や疾病観もそうですが、発達的な視点からはアスペルガーの事例では四歳、五歳になってことばが伸び、かなりの会話が可能となる子どもたちが多いことです。自閉的な子どもたちについて、どちらの見解が妥当なのかの論争が日本では続きました。

そして、一九六五年に東京で開催された第六回日本児童青年精神医学会にアスペルガーが招聘され、特別講演をしました。アスペルガーは、自閉症にはカナー型自閉症とアスペルガー型自閉症があるとみなすべきであろう、と提言しました。そして両者は、発達像のみでなく、障害が起こった機序（しくみ）も、また予後も異なっているように思う、と述べました。

私たちの年代の児童精神科医は、カナー型自閉症とアスペルガー型自閉症という考えで自閉症の子どもたちをみるようになっていました。しかし、その傾向は長続きしませんでした。次第に自閉症は、カナーやその流れをくむ人々の理論や見解に従って考えていくべきもの、という風潮が支配的になってきました。政治や経済のみでなく、あらゆる文化や生活様式もアメリカ追従のものになった経過があるので、仕方なかったのかもしれません。

一九八〇年ごろ、ヨーロッパの自閉症研究者の何人かがアスペルガーの論文を読み、その価値を再発見しました。そして「アスペルガー症候群」として、国際疾病分類ICDにも採用されました。これはアスペルガー自身から私たちが教わって十五年後のことになります。そして、私たちはヨーロッパの学者のアスペルガー研究をむさぼり読むようになりました。残念なことですが、このようなことは他の領域でもたくさんあるような気がします。

アスペルガーの研究が見直されてきた背景

まず、この数年、アスペルガーの論文に記載されたような子どもたち（アスペルガー型自閉症）が増えてきたことがあげられます。私の診療室に通ってくる子どもたちの一〇％はこれに該当します。保育園、幼稚園では多動で自分本位の言動が目立つ子どもが、小学校に上がっても、勉強はできても集団行動が苦手で、教育指導に苦慮する子どもたちが多くなった、という相談を先生方からしばしば受けます。周りへの配慮が強く、皆に馬鹿にされているのではと心配したり、集団に入るのが不安で学校に行けなくなった子どもには、幼児期に発達障害児として療育を受けていた子どもたちが少なくありません。

どうして増えてきたのかの理由はよくわかりません。ただ、可能性としては、早期からの積極的な心理的かかわり、感覚運動的な療育が始められるようになったことが考えられます。それらはことばの発達を促し、対人共感性を豊かにする方向に作用したと思うからです。アスペルガーの分類による、カナー型自閉症が減少しつつあるのかもしれません。

自閉症についてのカナーとアスペルガーの論文を読み比べて感じることは、状態像の記述はカナーのほうが精緻で、その特徴が巧みに描かれています。しかし、発達の視点からの検討、どう治療していくかの記述はアスペルガーのほうが豊かです。事例のいろいろな場面でのエピソード記述からは子どもへの親近感を抱かせます。予後についても楽観的です。私はアスペルガーが述べるようにはうまくいかず、治療はとても難しいし、予後についても楽観できないと思うのですが、希望を与える論述のほうが魅力があるのかもしれません。

最近、石川元氏がアスペルガーのほかの論文やアスペルガーがヨーロッパでどう考えられてきたかを精査し、「アスペルガー症候群の歴史」という衝撃的な論文を発表しました。これまで、カナーの論文は一九四三年に出され、アスペルガーの論文は翌年の四四年に出され、カナーのほうが早く自閉症概念を提唱したとみなされてきました。しかし、石川元氏によると、アスペルガーはカナーより五年早い一九三八年に自閉ということばを使った「心的異常児」という論文を書いているということです。ウィーン出身で、ベルリン大学医学部を卒業しているカナーは、アスペルガーのこの論文を読んでいたのではないか、一九三八年からカナーは自閉症の臨床研究を始めているが、アスペルガーの論文の示唆を受けたからではないか、と石川氏は述べます。すると、まず自閉的な子どもを論じたのはアスペルガーを嚆矢《こうし》とするということになるのでしょう。このようなことも、アスペルガーが再認識された背景にあるのかもしれません。

アスペルガー症候群のことが知れわたってくると、その範囲がどんどん広がっているのが現状です。幼児期に発達が心配されて、治療を受けたり、相談機関へ通ったという既往がある方が、青年期、成人期にいびつな性格傾向がみられたり、適応障害を起こしたりすると、その可能性も否定できないでしょう。しかし、少なくとも学童期までは取り立てて問題行動もなかった人々が青年期以降に対人関係に偏りをもつ性格になり、微妙な適応上の問題を示すようになった場合、それをアスペルガー症候群とするのは間違っています。

大人の精神障害や人格障害の萌芽は幼児期に始まっていると思います。しかし、実際にそれはどのような親子関係や幼児期の環境、そこから生じたトラウマと関連するかは、その人の回想を中心に再構築していかなくてはなりません。それは莫大な時間と労力を要する治療的営みとなります。そのような手順を省き、多分そうかもしれないという〝みなし診断〟をするのは危険な臨床行為ですし、その人の尊厳を傷つけるものです。

「教育と医学の会」とアスペルガー

私も所属している「教育と医学の会」の創設者の一人である、遠城寺宗徳先生（一九〇〇〜一九七八。小児科医学者）は、一九四一〜四二年にウィーン大学医学部小児科に留学していました。そこには治療教育部が併設されていて、当時その主任を務めていたのがハンス・アスペルガーです。

遠城寺先生は「アスペルガー君はとても熱心に治療教育をやっていた」と語っておられたそうです。そして戦後、九州大学医学部小児科に治療教育室をつくられました。それはウィーン大学医学部小児科をモデルとしたものだったと考えられます。遠城寺先生が、九州大学教育学部の牛島義友先生らと、これからの日本の子どもの発達と健康を守るには、教育と医学の連携が必要だと話し合われて、一九五二年に「教育と医学の会」が誕生しました。牛島先生は発達障害児の教育・福祉にも強い情熱を持っておられ、自ら「御殿場コロニー」という施設を創設されました。教育と医学の会が発足したころ、事務局を担当しておられた山下功先生は、九州大学医学部小児科治療教育室の初代主任であり、また御殿場コロニーの初代園長も務められました。

このようにたどると、「教育と医学の会」はアスペルガーとも浅からぬ縁があるように思った次第です。

〈参考文献〉
Asperger, H.: Die "Autistishen Psychopaten" im Kindersalten. *Arciiv. Psychiat. Nervenkrankenheiten. 117;* 76-136, 1944.（詫摩武元訳、「小児期の自閉的精神病質」、『児童精神医学とその近接領域』34(2)：一八〇―一九七頁、34(3)：二八二―三〇一頁、一九九三年）
石川元（編著）『アスペルガー症候群　歴史と現場から究める』至文堂、二〇〇七年
村田豊久「アスペルガーということばの流布への異議」、『教育と医学』二〇〇四年十月号、九二―九七頁

第４章　思春期の子どものこころ

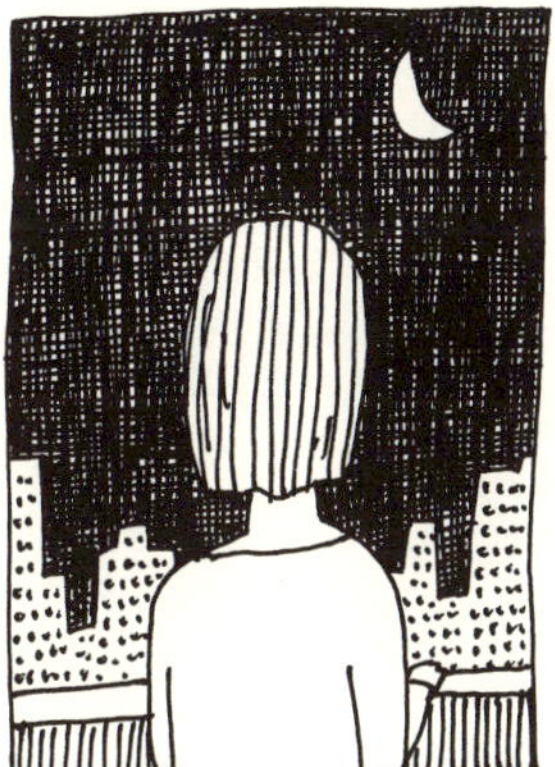

思春期前期の転換ヒステリー

この章から思春期前期にあたる中学生の心理的問題について述べてみます。

思春期の発達課題として、第二次性徴の芽生えと、急激に起こる身体的変化に基づく心理的動揺、これまでの両親との関係の見直しと自立に向けてのあがき、そしてあらたな社会心理的自己同一性の確立への努力、ということがあげられてきました。

この過程でさまざまな不安、挫折、失意、絶望などの心理的体験を持つことになり、それを乗り越えられず、心理的葛藤がひどくなると、さまざまな臨床的な症状や行動異常が露呈してくるとみなされてきました。それが思春期・青年期精神医学や臨床心理学に携わる者が直面しなくてはならない使命と考えられてきたといっても過言ではないでしょう。

このような規定のもとでは、思春期・青年期にクライエント（来談者）との治療に取り組むというのは、児童・学童期の子たちとは違う慎重さ、用心深さが治療者にも要求されているように思ってしまい、私も鎧をまとったような警戒的な態度をとったこともありました。たしかに小学生と比べ、中学生は認知思考力も伸び、自分の考えの表現も抽象的になります。また逆に、感情的表現が多くなり、いろいろな行動で自分の思いを訴えようとすることも多くなります。しかし、彼らの持つ苦しみ、悩みの本態は、幼児・学童のそれと基本的には変わりません。退行を起こした少年・少女では、むしろ小学生より直截的で理解しやすいことも少なくありません。

ここ数年の間に、私の診療室に来てくれた中学生の苦しみ、悩みを取り上げ、現代の思春期前期の心理社会的問題について考えてみたいと思います。

立てなくなり、歩けなくなったV君

V君は中学二年生。自動車メーカーの技術者である四十八歳の父、看護師である四十四歳の母、小学三年生の妹の四人家族です。V君は小学時代からサッカークラブに入ってミッドフィルダーとして活躍してきました。中学生になって学校のクラブでサッカー部に入りました。すぐレギュラーになってがんばっていました。学業成績も優れ、いつも学年で一、二番でした。真面目でやさしい子どもと、先生にも褒められ、部の先輩にも頼りにされていました。そんな何でもできる優等生のV君を妬ましく思う級友もいて、V君が試合でミスすると、ひどくなじられるようになりました。

夏休みに三年生の部員が喫煙して、それが校長先生にもわかり、大騒ぎとなる事件がありました。同級生の部員の一人がチクったのはV君だと言いだし、それを皆が信じてしまいその噂が広がりました。V君には全く身に覚えがないことでしたが、部員の態度がよそよそしくなったように感じました。九月の新学期になると、のけものにされているように思われてきました。サッカー部のキャプテンに指名されましたが、それを快く思わない部員もいたのでしょう。練習でもV君の指示どおりにボールを回してくれませんでした。

九月の中旬の日曜日に対校試合がありました。試合前V君は、過呼吸の発作を起こしました。先生は休ませようとしましたが、V君は出るといって、ピッチに立ちました。息苦しそうにしていましたが、走り回って同点ゴールもあげました。試合が終わるとV君はぐったりと倒れこみました。皆が抱き上げましたが、立てないし、歩けません。

翌日、総合病院の小児科と整形外科で診察してもらいました。器質的な所見はないし、また試合に出た記憶が本人にないというので、私の診療室を紹介され、受診しました。

両親に抱きかかえられて待合室まで来ましたが、一人では立てません。私と父親が両肩を支え、やっと診察室の椅子に座らせました。立とうとすると力が抜けて立てない、と訴えます。座位では膝関節も、足関節も屈伸でき、筋力も強いのですが、私が両手で支えて立たせようとすると、頑張っても両下肢の力が抜け、ぐったりと床に座り込んでしまいます。そして息づかいが荒くなり、過呼吸が起こりそうになります。

これは、心因性の症状である失立《しつりつ》、失歩《しっぽ》であると診断しました。V君には、「怪我と一緒だから、サッカーのほうは選手登録を抹消してもらって、しばらく家で静養しよう」と話し、週二回は私の面接に来ることにしました。

母親はしばらくパートの勤めを休ませてもらって、家でV君を看護しました。不安はうすらぎ、読書などへの意欲もみせましたが、やはりまだ立てず歩けません。部屋でもハイハイ歩きを続けます。

私との面接では、歩行できないことを苦にしているようにはみえません。早く歩けるようにしてほしいという要求もありません。しかし、早く学校に行きたい、勉強が遅れるのは不安だ、と述べます。「じゃ、早く学校に行けるようになるために、いろいろ二人で考えてみようね」と提案して、V君に自分史を話してもらうことにしました。

「僕は小学四年生までは、やんちゃで明るかった。五年生になって、クラスはいじめ合いがひどく、おとなしくせざるを得なかった。先生も、駄目よ、と言うだけで、真剣に取り合ってくれなかった」など、学校での対他的配慮が強まり、友人の言動に敏感になったことを語り始めましたが、家庭でのこと、とくに父親や母親に抱いた気持ちなどは全く話してくれません。

家では母親の根気づよい介護でかなり元気になって、歩こうという意欲も示すようになりました。母親が手で支えてやると、よちよち歩きができます。私の診療室でも壁に手を当てて一人で歩けるようになりました。二カ月たった十一月の中旬、母親と海辺までドライブして砂浜で手をつないで歩きました。そこで母親が、もう歩けるよ、歩いてごらん、と手を離すと、しっかりと歩けました。それから日ごとに長い距離が歩けるようになりました。そして、面接場面でも、前述した中学のサッカー部での悔しい思い、誹謗中傷によって傷ついてしまったことなど次々に話してくれるようになりました。

歩けるようになって十日たった十二月初めから、V君が登校したいと希望したので、午前中だけ学校に行くことにしました。仲のよかった級友に、「君はストレスで歩けなくなったんだってな」と冷やかされても笑って聞き流せました。ただ、V君が最も辛い悪口を言われたと思っているサッカー部員と視線が合うと、下肢が震えて歩けなくなりそうです。まだすっかり精神的葛藤から自由になっているとはいえないようです。

私はV君に、「君の好きな女優さんは?」と聞いたことがあります。V君は「田中美佐子」と言いました。同じ年齢の少年に同じことを聞くと、「長澤まさみ」とか「上戸彩」と語ることが多いので、V君の返事にびっくりしました。しかし、田中美佐子はV君の母親にどこか似ています。年頃も同じです。なんとなくわかってきました。V君は母親に充分に甘えてきたようなのですが、まだまだ甘え足りないと思っているのかもしれません。

父親もやさしい人です。そのうえ、V君が母親に手で支えてもらって歩行練習するのを、よしよしと励ましていたそうです。「いい加減に自分で歩かんか」と叱咤する父親も多いと思うのですが、父親は自分の役割としてV君がこれからどういう選択をしたらよいか、よく考えていました。もう今の学校でサッカーはするな、転校したほうがいいと思う、などとV君にすすめます。V君がいやだと言うと、じゃ君のいいほうにしようか……と引き下がります。

古典的なヒステリー神経症といえる失立、失歩が増えている

フロイト（一八五六～一九三九）は、ヒステリーの症状は精神的葛藤が解決できないために、そこから生まれた不安を身体症状に置き換えたものであると述べ、それを「転換機制」と呼びました。神経症理論が生まれる基盤となった見解であり、またこの転換ヒステ

リーの治療法を検討するなかで精神療法は編み出されてきたという、歴史的にも大変な意味を持つ症状です。

この転換ヒステリーの症状のなかでよく見られたのが、器質的、神経学的所見はないのに、立てない（失立）、歩けない（失歩）というものです。

私が医師になったころは比較的よく診ることが多いものでしたが、一九七〇年ごろからすっかり影をひそめ、最近ではほとんどこの症状で受診する方はいませんでした。それがこの二、三年でかなり増えているように思います。この一年間で私のところに失立、失歩の中学生が三人も受診に来ました。同期間の中学生の新患数はほぼ四十人ですので、高い頻度です。みなスポーツ選手で、元気に走り回っていた子どもたちです。久しく診ることの少なかった古典的なヒステリー神経症が、今の思春期前期に現れるというのは不思議です。

しかし、続いて三人も短期間に治療していると、これは現代の思春期前期の精神病理を考える糸口でもあると感じるようになりました。

なお、このようなヒステリー神経症、転換ヒステリーをＤＳＭ―Ⅳでは、「転換性障害」と命名していますが、私はここでは長く臨床現場で使ってきた「転換ヒステリー」ということばを用いることにします。

転換ヒステリーを起こす精神的葛藤とは、立てない、歩けない、声が出ない（失声）、あるいはてんかんと見間違えるような痙攣が心因的に起こる現象で、四千年も前から知られていて、その記述は古代エジプト時代まで遡るといわれています。神経学的に所見がみられないこと、その症状の表現に演技的なところや、わざとらしい面があることから、仮病のようなものではないかとみなされることも少なくなかったようです。

それが、わざとやっているのではなく、耐えがたい精神的葛藤から起こったもので、不安を避けるために仕方なく転換というしくみを使って身体症状に逃れていると理解されるようになったのは、シャルコー（一八二五〜一八九三）が催眠療法によってこの症状を治療した催眠研究やそれに示唆を受けてすすめた、前述のフロイトの精神分析研究から編み出された理論によってです。

フロイトは有名な「ドラの症例」の分析から始まる長年のヒステリー研究から、この病態の基盤をなすのはエディプス・コンプレックスではないかと提唱しました。エディプス・コンプレックスとは、幼児が三歳から五歳になると、男の子の場合では、母親に強い一体感を向け、父親を排除して母親を独占したいという無意識的欲望が生じてくる。しかし父親に復讐、拒絶される不安も同時に起こるので、その欲望を抑圧しようとするがそれがすっかり解決できることはなく、その後の人格形成にさまざまな影響をもたらすという理論です。それは精神分析理論の中核をなすものですが、ヒステリー研究が端緒になったので、転換ヒステリーにおいては特に重要なテーマとみなされてきました。

このエディプス・コンプレックスが、日本の子どもたちの性格形成にどのような役割を持つか、また思春期の転換ヒステリーの病理としてどのような意味を持っているかは、吟味、検討を深めていかなければならない問題だと思います。

転換ヒステリーの診断には、まずその症状が神経学的には理解しがたいこと、器質的所見がないという医学的除外診断が必要です。次に、それが心因、すなわちその症状を引き起こすような精神的葛藤があるという、積極的に納得ができることが必要になります。これはなかなか難しいのですが、疾病利得（その症状によって当人に好都合なこと）があるか、それはどのようなものか、という検討が役立ちます。

第一次疾病利得としては、身体症状に不安を転換したことによって、原因である精神的葛藤や現実から逃避できることがあげられます。また、第二次疾病利得として、身体症状を持つことによって、周りの人々に同情してもらったり、関心を引き付けられるということがあります。また、現実生活での責任を免じてもらいやすいということが、当人にとっては重要なことです。

治療は、これらの疾病利得をどうやって放棄させるか、折り合いを付けるかということとも関連してきます。一年近く失立、失歩の少年を介護してきた母親の一人が、「この子は歩けるようになるのは難しいと思います。歩けるようになれば学校に行かねばなりませんから」と述べたように、学校との調整、学校再適応も重要な治療目的になってきます。

どうして今の思春期前期に転換ヒステリーが起こるのか

幼児期から権威的な力で抑圧を強いられ、性にまつわる厳しい価値規範を持っていた子どもが、思春期になって急に性衝動がうごめきだして、その相克に悩み、解決の方法が見つからないという状況なら、転換ヒステリーが多くなってもしかるべきかもしれません。しかし、現代はむしろその状況は正反対で、自由で、開放的になっているといえます。また、エディプス・コンプレックスとみなされる状況が、今の子どもたちの幼児期に支配的だったとは思えません。男の子ですと、父親に全く気兼ねすることなく、母親には充分に甘えられるという状態です。父親の権威が影をひそめ、母親がすべてに支配的な力を持っている場合が少なくありません。にもかかわらず、思春期前期で転換ヒステリーを起こす中学生が少なからずいるというのは、身体症状に転換しなくてはならないほどの強い不安を引き起こす精神的葛藤を抱えているということでしょう。

V君の場合を考えても、現実的な原因は学校、特に運動部内でのいじめが深くかかわっていることは否定できません。他の二人も同じようないじめに基づいていました。いじめの性質が変わってきて、皆で標的とした一人をよってたかっていじめ抜くというものになっていることは、「いじめについて考える」のところでも述べました。いじめに遭った者にしかわからない怖い体験であったと述べた子どもがいました。また、ひどいいじめに遭った子どもの多くは、失意、挫折感を抱き、抑うつ状態に陥っていました。しかし、いじめによる葛藤が解決できずに、身体症状にその不安を転換せざるを得なかったというのは、私はこれまではあまり経験しませんでした。いじめがより深刻になって、不安、恐怖、抑うつというレベルでの反応を超えて、転換という機制を用いなくては逃れられなくなってきているとも考えられます。

しかしその可能性はあるとしても、それ以外に、いじめを受けた者の感受性の問題、いじめによる葛藤をどう解決しようとしたかの各人の不安への耐性も同時に考慮することが重要かと思います。転換ヒステリーという概念の提起が不安をどう防衛するかを問題にしているからです。

V君をはじめ三人の治療体験から、私はどうしても母親との結びつきの強さを感じずにはおれませんでした。それは母親拘束というほどのものではないとしても、母親に全面的に依存し、こころの内の父親像はそれに比較すると乏しいものになっていました。これは現代の日本の思春期心性に共通することかもしれませんが、転換症状を呈した三人では際だっていたように思います。その善し悪しは一概には言えません。そのために、思いやりのある、やさしい、真面目な青年になっていく場合が多いと思います。ただ、このような子どもが思春期前期の発達課題を乗り越えようと呻吟しているとき、学校でひどいいじめに遭い、どうしようもない不安にさらされると、もう身体症状へ転換して逃れるしかなかったのではないか、と考えるのです。

母子関係のありようはこの二十年でかなり変わってきたという指摘があります。しかし、基本的なものは依然として残っています。幼児期の母子関係を修正、再構築するのも思春期の発達課題とすると、この問題は現代の思春期のこころの問題を考えるときのキーワードとなると思います。私の恩師である精神分析医の西園昌久先生は症例研究によって、わが国ではヒステリーの精神力動は、母子関係つまり口愛期の固着がことの始まりである、と主張していますが、現在の現象を考えるとそれは慧眼であったといえましょう。

〈参考文献〉
河合隼雄『母性社会日本の病理』中央公論社、一九七六年
西園昌久『精神医学の現在』中山書店、二〇〇三年

両親の離婚が子どもに与える影響

子育ては誰がするのがよいのか

子どもは誰に育てられるのが良いのか、幸せなのか、ということがあえて問われることはこれまでは少なかったと思います。多くの人がそうであるように、両親が健在なら、父親、母親と一緒に暮らし、親子のふれあいのもとで大きくなるまで（少なくとも中学を終えるころまでは）、両親と生活するほうが絶対によいと、私も思ってきました。ところが最近は家庭のありようについて、これまでの理念があてはまらないことも少なくないことが目立ってきました。

フランスでは、婚姻関係にない父親・母親のもとで生まれる、いわゆる婚外子の割合が、近年誕生している子の五〇％を超え、結婚している両親の子どもより増えたと報告されました。そして、今や家庭を形成するのは、結婚ではなく子どもであるという論評が付せられていました。婚外子であっても国の児童手当、保育園の費用免除、福祉手当など子どもへの支援は厚く、また婚外子であることを問題視する社会的風潮はないこともあって、合計特殊出生率は二・〇〇五（二〇〇六年）という高い数値になっているということです。

日本ではこの婚外子はフランスの五〇分の一の二％以下です。これはさまざまな社会文化的価値観の相違によって今後も変わらないでしょう。しかし、大人になった男性と女性が子どもを生み、育てるという営みは同じです。それは喜びだけでなく、苦労も伴い、そのことがもとになっての父親、母親の間の軋轢も起こります。子育ての負の部分ばかりが強く認識されると、まだ子どもは両親を必要とする年齢であっても、離婚ということになります。

日本でもこの離婚が欧米諸国のあとを追うように多くなってきました。私が住んでいる北九州市の二〇〇三年の婚姻件数は五六七一ですが、離婚件数はその四八％に当たる二七三二でした。結婚した人のほぼ半数がそのうちに離婚するということになります。子どものいない夫婦のほうが離婚率は高いとしても、六〇％は未成年の子どものいる夫婦です。

近年、熟年離婚ということが話題になっていますが、結婚して五年から十五年、母親の年齢では二十五歳から四十歳の離婚が多いとされています。子どもの親権をどちらがとるか（両親のどちらが子どもを引き取るか）では、八〇％は母親、一〇％が父親、残りの一〇％が複数の子どもをそれぞれが引き取るという統計があります。

このような状況は、私の子どもの臨床の場にも如実に反映されています。受診して来る子どもの半数は、両親が離婚していて、今は母子家庭となっています。母方の祖父母の支えがある子どももいますが、多くは母子で苦労しながらがんばっています。父親もいる家庭と比べると、いろいろな生活困難を抱えています。

父親のもとに戻り、絶望したY君

Y君の両親は、Y君が六歳のときに離婚しました。父親はその三年前から精神的不調和が目立つようになり、母親への暴力がひどくなりました。耐えられなくなった母親は離婚を決意しました。Y君より六歳年上で十二歳だった兄は父親が親権者となり、父親と北九州に残りました。Y君は母親について東京に転居し、母親はマンションの管理人として働くことになり、管理人用居室での母子の生活を始めました。当初は〝あの父親から離れられたとほっとした気持ちだった〃と述べます。

Y君は東京の小学校に入学しました。どこかなじめず、おどおどしていたようです。周りを気にする、引っ込み思案で内気な子どもとみなされるようになりました。小学四年生の終わりごろからいじめられるようになりましたが、なんとか登校は続けていました。

小学六年生のとき、皆の前で先生にひどく叱られました。皆がからかうように笑った、と言います。Y君はそのことでひどい衝撃を受け、もう学校が苦痛なところに感じられ、勉強への意欲は失せ、成績もどんどん下がってきました。

中学校にすすむと学校に行けなくなってきました。母親は狭い管理人用居室で朝からごろごろしているY君にいらいらしてきます。登校を強く促します。すると、Y君は母親に暴力を振るうようになりました。これまで母親には従順だったY君には考えられない行動でした。わがままになって無理な要求をします。思いどおりにならないと、母親に物を投げつけたりします。学校にも行かず、部屋に閉じこもって、いつも母親と顔を突き合わせているという状況は、母親に対する秘められた陰性の感情を誘発するようでした。Y君もそのような状態はとても苦しく、耐えがたいみじめな気持ちになってきます。

そのとき、Y君は父親のことを思い出しました。父親はこころの病気であると聞かされていました。こころの病気をもつ父親なら、自分の気持ちを母親よりもわかってくれるかもしれないと思うようになってきました。そして、父親は自分に力を与えてくれるのでは、父親のもとからなら自分も学校に行けるのでは、と思われてきました。

母親も北九州の父親のもとに行くのを反対しませんでした。母親はY君の反抗に疲れ果てていましたし、もう高校を卒業して鉄鋼会社で働いている兄がY君を励ましてくれるのでは、と期待したからです。

中学二年生になるとき、Y君は父親のもとに戻っていきました。理想的な父親像を描いていたY君にとって、病気の容態の良くない時期の父親は、まさに堕ちた偶像でした。父親もY君をいとおしく思ったであろうし、父親なりの励ましをしたようなのですが、現実検討力が薄れ、コミュニケーションも充分にとれない父親は、もうY君の同一化の対象となることができません。

Y君には強い失意と挫折感がおそってきました。もう何をする意欲もわいてこず、終日父親と並んで臥床しているという状態になりました。Y君の兄はできる限り、やさしくY君を受け入れ、なんとか元気を取り戻させようと努力します。また、保健所の精神保健担当の保健師さんや、区役所のケースワーカーの方にも支援を頼みました。地区の少年支援室に通えるようになり、そこでも先生方や、そこに来ている不登校の子どもたちとのかかわりが持てるようになりました。

私の診療室には保健師さんとやってきました。二週おきに通院することにして、何でも思うことを話してくれるよう頼み、私もできるだけの相談に応じたいと述べ、面接治療を始めました。治療は始まったばかりですが、これまでの悔しかったこと、寂しかったことなど、いろいろ話してくれます。少しずつ自分を見直して明るさが出てきているように思いますが、私との面接のなかで父親について次のようなことを語ってくれました。身につまされました。

「僕も兄さんも不幸だった。兄さんはお父さんを看病しながら、夜間高校に通い、仕事もして大変だったと思う。しかし、僕は兄さんがうらやましい。兄さんはまだ元気だったお父さんと暮らした思い出を持っているから。僕が物心ついたときのお父さんは無茶苦茶だった」

「もしお父さんが病気になるのがもっと後だったら、離婚のとき僕はお父さんのところに残ったと思う。そして不登校などは起こさなかった」

これからY君をどう治療していくかを考えると、すぐには見通しがたちません。ただ、Y君のこころの中に、父親なるものの心性をどう獲得させてやるかが、重要な課題と思っています。

祖父との心理的絆を頼りにがんばっているZ君

Z君は近畿地方のA市で両親、妹二人の家族と生活していました。隣家には父方の祖父が住んでいて果樹園を営んでいました。母親によると、父親は住宅会社の営業マンでしたが、仕事でスランプに陥り、一攫千金を夢みて失敗し、さらに大きな借金を作ってしまいました。生活をやり直そうと、母親の実家のある九州に転居しましたが、やはりうまくいかず、両親は協議離婚となり、母親が子ども三人の親権者となりました（父親は間もなく失踪し、いまだに行方不明とのことです）。そしてZ君ら家族四人は、母方の祖父母の近所のアパートに移り住みました。

母親は外食チェーン店の店長としてこまめに働き、子どもたち三人の生活を支えています。母親が仕事で帰りが遅い日は祖父母のもとで夕食をとっていました。ある日、母方の祖父がZ君の父親のことを、「見栄っ張りでこらえ性のない男だった」と酷評したので、Z君は祖父ととっくみあいの大喧嘩になりました。

Z君は祖父に絶交宣言をして、もう三年間立ち寄っていません。Z君にしてみれば、父親はやさしいばっかりに他人に騙された不運な人であって、決して母方の祖父の言うような人じゃない、近い将来きっと身辺を整理してA市の祖父のもとに戻ってくる、と信じています。

Z君は祖父との口論のあと、生気が失せ、疲労感がつのり、眠れないようになりました。いらいらして、些細なことで八つ当たりします。学校には行きますが、勉強に集中できません。友人ともいさかいを起こし、殴る蹴るの喧嘩も始めます。授業を抜け出し、街をうろつくこともありました。

このようなことで、中学二年の三学期の始め、私の診療室に受診に来ました。悲哀感、空虚感を内心につのらせ、それを衝動的な行動で紛らわしているように思いました。ICD—10にのっとると「抑うつ性行為障害」という診断になります。

抗うつ剤も投与しましたが、できるだけZ君の気持ちを聞いてやり、私のできる支えをしてやるよう努めました。Z君が母方の祖父と大喧嘩したのは、そうではない父親像を追い求め、それを頼りに少年から青年に変わろうとしている中学生の時期であり、本当の自己像を作ろうとしていたからだと思いました。

目の前にいない父親の役割をしていたのは、A市にいる父方の祖父からの手紙のやりとりでの励ましでした。祖父にとってのZ君は、初孫で、跡とりでもあり、まさに目に入れても痛くない可愛がり方をしてきました。それが別れて暮らすようになってとても寂しい日々だったようです。Z君の動向が気になっても、離婚のいきさつから控え目な支援にならざるをえませんでした。それでもZ君は祖父からの手紙での文言を父親からの支えとして貴重に思っています。

母親もこのようなZ君の気持ちを理解してくれ、夏休みはA市にある父方の祖父のもとで過ごし、一緒に果樹園の仕事もするよう取りはからってくれました。

そしてZ君は、見違えるように元気になって戻ってきました。もう通院はやめてもよいと思ったのですが、Z君の希望で二週おきに一人で通ってきました。自転車で四〇分はかかりますが、今まで一回も休んだことはありません。

高校に進学する段階で、Z君はA市の祖父のもとから通える高校を希望しました。しかし、母親は自分が親権者としての責任があることから、高校卒業までは母親と生活するようすすめ、A市の祖父も同意しました。

Z君は母親に負担をかけまいと、昼間はアルバイトで働こうと定時制高校を選びました。仕事も高校も、ほとんど休みなく続けています。高校の成績はトップになりました。夏休みも、この正月休みも、A市の祖父のもとに数日行きました。もう心配はなさそうです。

しかし、私はもう治療を終わりにしようか、と言うのをやめました。それは、私の役割が、A市の父方の祖父の代役であり、夏休みと冬休みに祖父と会う間のつなぎ役になっていると感じたからです。あと二年すると高校卒業です。Z君はA市で就職し、祖父と暮らすのを楽しみにしています。私もそれまでは頑張りたいと思っています。

父性性がどうしても必要な時期がある

父親がいなくても、立派に育っていく人は少なくありません。むしろ、父親不在による不利をバネとしてたくましくなる人もいます。しかし、父親的なもの、いわゆる父性性のとりいれは、人格の健全な形成には欠かせないのではと思います。特に、性同一性を獲得していかねばならない中学生年代には、父性性のとりいれが必要と考えます。

今の思春期の子どもたちは、発達の節目での心理的課題を自ら解決しなくてはならなくなると、どうにもならない焦燥感を母親に向け、反抗的感情をぶつけることが少なくありません。そして目の前にいない父親に対しての幻想的憧憬をえがき、心理的不安の軽減を図ろうとします。

中学生年代になって、これまで母親に離婚について口に出すことを避けてきた子どもが急に母親を攻めだし、自分もみじめな気分に襲われるようになったり、やけっぱちな行為に走りたくなるという子どもたちを治療することが、しばしばです。

日本でも離婚が増えてきた現在では、離婚はこのましくないこと、できればしないほうがよい、というかつての評価から、生き方の一つとして考えられるようになってきています。

しかし、離婚が子どもの心理的発達に及ぼす不利については、あまり論じられていません。両親の離婚は今後も増えていくと思われます。ある子どもでは、ある時期に、その影響が深刻に露呈することを心にとめて、支えてやらなくてはならないということを述べたいのです。

自分でない自分「解離性障害」

自分でない自分への緊急避難反応

子どもから大人になる発達過程で、思春期前期にあたる中学生の年代は、身体的にも、心理的にもこれまでになかった変化を体験します。しかし、それを乗り越えていくにはさまざまな困難がつきまといます。なかでも、子ども時代の自分から大人になる自分への変革には、かなりの自己意識の動揺を伴います。身体的な成長も順調で、自分を取り巻く環境も安定していて、よき家族、先生、友人に支えられているという状況でも、いろいろな場面で、皆が少なからず不安を示します。

乳幼児期や学童期に不運な体験を強いられ、安定した対象関係に恵まれず悲しい思い出ばかりが残っている子ども、あるいは逆に、恵まれた環境で育っても、困難に遭遇したときの対処や適応についての方策を会得していなかった子どもたちは、大人になる準備段階で出合うストレスに耐えられず、さまざまな不適応反応、あるいは精神病理反応を示すことが少なくありません。

そのなかで、特に深刻な病理現象といえるものが、自分でない自分に身を寄せて、とりあえずの緊急避難をしている子どもが見せる反応です。そのなかには、「解離性障害」といえる状態もあります。

すっかり違う自分になった振舞いをするａ君

中学二年生のａ君はやさしく、人なつっこい少年でした。クラスで一番背丈が低く、「チビ、チビ」とからかわれていました。中学になるとよくいじめられるようになりました。

家族は、地方公務員の両親、小学四年生の妹とａ君の四人です。両親とも働いていたので、隣家に住む母方の祖父母が何かと世話をしてきました。父親は幼児期に父を亡くし、母ひとり子ひとりで苦労して育ったのでａ君にもたくましく育つことを期待していました。

ａ君がいじめられてメソメソすると、「いじめられるのはお前が悪いからだ！」といつも頭ごなしに叱っていました。ａ君はそんな父親が怖くて、弱いところは見せまいと、困っても何もなかったように振る舞い、かなり我慢をしてきました。

中学二年生の夏、ａ君には不幸な出来事が続きました。七月初めにａ君を可愛がっていた父方の祖母が、病気で亡くなりました。その二週間後、ａ君の一番の親友で、ａ君をかばってくれていた級友が海で水泳中に溺死しました。この二人の葬儀に出たのですが、ひどい衝撃を受けたようで、しばらくしくしく泣いてばかりの日が続きました。ようやく悲しみが薄らいできたように見えた八月二十日すぎから、学校のクラブの三泊四日の宿泊合宿がありました。ａ君は参加を渋りましたが、母親は気分転換になり元気になるのではと思って行かせました。

ところが、三日目の夜、どうも様子がおかしいと、先生に連れられて帰宅しました。ぼーっとした表情で、意識がはっきりしていないように母親には思われました。しかし、合宿でコーラスの練習をした、昨日は花火をしたなど、おおよその行動は覚えています。続けてどうだったかを聞くと、「天井から、クレヨンしんちゃんが下りてきて一緒にご飯を食べた」とか、「フジヤマフリーマーケットとダンスした」と空想的なことをどんどんしゃべりだし、笑いこけます。幼児がえりをしたように、童謡を歌って踊りだします。疲れているからだろうと思って、その日はすぐにやすませました。

翌朝は四時に起きてきて、とりとめもなくしゃべり続けます。動作もちぐはぐです。歯ブラシに石鹸をつけて歯磨きをしたり、朝食のパンに醤油をかけます。母親は合宿中に、転んだか、叩かれて、頭部外傷を負ったのではないかと心配して、総合病院を受診して検査をしてもらいました。器質的所見がないことや、現在の特異な症状は心因性のものであると判断されたので、私の診療室にやってきました。両親は仕事のため、祖父母が同伴しました。


ａ君は、にっこりと微笑んで挨拶したかと思うと、舌を出してアカンベーをします。名前を聞くと、「アブラハム・リンカーン」と言います。「じゃ、君のお父さんの名前は？」と問うと、「ジョージ・ワシントン」と答えます。勝手に思いつきを言って、相手をからかっているようです。といって何もかもでたらめを言うのではなく、今日の年月日、学校名、担任の先生の名前、クラスの友人の名前はきちんと答えます。しかし話し合いは長く続かず、すぐに飽きて立ち上がり、今流行のお笑い芸人の立ち居振舞いをして見せます。

このような状態は、現在のＩＣＤ—10の診断カテゴリーでは、解離性障害の中の「ガンゼル症候群」に該当すると思いました。

ガンゼル症候群は、昔は「偽痴呆」とも呼ばれていました。簡単な質問にも、内容はわかっているのに、わざと間違ってやっているように思われる、出まかせ的な、的外れ的な応答をするのが特徴です。頭部外傷のあと軽い意識混濁を起こした人に起こりやすいと言われていましたが、拘置所で取り調べを受けている容疑者が突然起こすなど、心理的に追い詰められ極端に不安が高まったときに起きることが多いので、今ではむしろ心因性の現象とみなされるようになりました。

この状態を起こすのは、ほとんどが大人で、児童思春期ではまれだとされてきましたが、近年は欧米の医学雑誌ではいろいろな事例が報告されています。そのほとんどが、ひどいいじめに遭った子どもに起こったものです。ガンゼル症候群ほどひどくはなくても、軽い解離性障害を起こす子どもは増えているので、ICD—10にも、「児童期あるいは青年期にみられる一過性解離性障害（F44.82）」という診断カテゴリーがあります。

さて、ａ君のその後の治療経過ですが、しばらくは家で静養してもらいました。一カ月経った九月末には、日常の会話など会話はほぼ以前の状態に回復していました。しかし、母親も祖父母も、「どこかまだおかしい」「外観はａ君だが、もぬけの殻みたいで、心身ともに本当のａ君に戻った気がしない」と述べます。ヴェクスラー・ベルヴュ知能検査をやってもＩＱは85で、本来の認知判断力には戻っていないと思われました。

ａ君がどうしてガンゼル症候群になったかを検討することも大切なので、友達のことやいじめられたことの有無を聞いてみました。これには、どんどん語ります。○○君はお腹を蹴った、△△君は頭を叩いた、××君はオカマ遊びをしようと飛びかかってきた、□□君はトイレに引きずりこんでパンツ脱げと言ったなど、次から次に話します。解離反応を起こし、自分でない自分になってしまった今は、他人が受けたいじめについて語っているようでした。

これが、まだ自分の自己意識を持ち、自分は自分という認識を持っていた時期ならとても耐えられないことだったでしょう。特に、数人から性的な辱め行為を受けたのはつらかったと考えます。もう、ガンゼル症候群の状態になって、自分でない自分になるよりほかになかったのだろう、と痛感しました。

ａ君を元のクラスに戻すのは危険だろうと予感しました。十一月になって少年相談センターの支援室に通い始め、十二月から特別支援学校に転校しました。そこでは多くの先生方が慎重に配慮しながら、治療的教育を進めています。表情も生き生きとしてきて、本来の自分を取り戻しつつあると思われました。

解離性障害について

ａ君も、次に記述するｂ君も、解離性障害の診断があてはまる少年です。むしろａ君やｂ君のような事例こそ、解離性障害と呼ばれるべきでしょう。耐えられない心理的状況のなかで、自分の意識、感覚、知覚、思考、自己認識の統合が弱まって、自分の意志とは裏腹に、自分が自分でない状態になってしまうのを解離性障害と呼びます。

しかし、今や解離性障害という言葉が世間に広がりすぎ、誤って使用されるようになりました。解離性障害という言葉が一般の方々にもなじみ深いものになったのは、朝青龍問題からでしょう。

小学一年生の子どもがアスペルガー症候群ではないかと、担任教師と母親が心配して私のもとへ受診に来ました。授業中におしゃべりばかりして、周りの子どもの迷惑を考えない、自分本位の行動が目立つ、ということからです。この子どもは人なつっこく、初対面の私にもどんどん話しかけてきます。

私からこの子に、「朝青龍は今どうしているの?」と聞いてみました。すると、「相撲をさぼってサッカーをしていたので、叱られてしまった。だから困って今は入院をしている」と答えました。まさに核心をついた解答です。私は、この子どもはアスペルガー症候群でなく、機転とユーモアのある愉快な少年です、と母親に告げました。

アスペルガー症候群が疑われた小学一年生の子どもでも理解できる朝青龍の状態を、日本相撲協会から推薦された医師は、こともあろうに解離性障害であるという診断をくだしました。それによって、朝青龍はモンゴルに戻って温泉療法ができることになりました。そして、元気で帰国した朝青龍は、翌年の初場所では強い強い横綱ぶりを見せつけ、人気低落傾向の日本相撲協会の息をも吹き返しそうになりました。まさに解離性障害の診断の賜物なのでしょう。

しかし、私たち子どもの臨床に携わる者には、このように解離性障害を利用してもらいたくないのです。解離性障害は、そんなに簡単に治るものではありませんし、そこから脱するのには長期間の治療的かかわり、本人のこころの傷を癒す環境の調整が必要であり、経過をみながら慎重に進めなくてはなりません。本人はもちろん、家族にも、治療者にも、多大なエネルギーが必要な仕事なのです。

四カ月間の自分の記憶が飛んでしまったb君

b君は中学三年生になるとき、東京から九州のK市に父の転任のため転居してきました。バスケットボールがうまかったb君は、スポーツが強い中学校に転校しました。新三年生の四月からバスケット部に入部して、熱心に練習に励みました。しかし、東京のクラブ時代と練習方法やチームプレーのやり方が違うことや、なかなか九州の言葉になじめないことから、戸惑いも多かったようです。試合にはレギュラー出場ができず、途中でちょっと交替でプレーする補欠選手だったことも悔しかったようでした。

クラブでのしごきやクラスでのいじめはなかったのですが、六月ごろから、何かそれまでの活気が失せ、帰宅してもしょんぼりしているのが母親は気になっていました。何か困っていることがあるのか、悩みを抱え込んでいるのでは、と心配した母親は、何度も気持ちを聞こうとしました。しかし「何もないよ」と答えるだけでした。疲れもつのっているように見えたので、バスケットをちょっと休んだらと勧めましたが、「夏の大会まではがんばる」と言い張ります。

夏休みに入って、バスケット部の激しい練習が続きました。b君はがんばって朝早くから出かけ、夕方遅くに帰ってくる毎日となりました。

七月末のある日、帰宅するとb君はばったりと倒れました。母親が呼んでも返事をしません。意識を失っているようなので、救急車で脳外科のある病院に運ばれ、入院となりました。意識はすぐに回復し、両親のことも理解できましたが、ここがどこかなのかわからない、と訴えます。K市の病院にどうしているのか、と不思議そうに尋ねます。

両親は、b君が東京からK市に転居したことや転校したことも思い出せないでいることに気づきました。b君は三年前の小学六年生のときに、自転車で転倒して短時間の意識障害と逆向性健忘を起こした既往があったので、そのことを主治医に話し、詳しい脳神経科的検査や、神経心理学的検査を受けました。しかし、それらの検査ではどこも異常はなく、器質的には異常はないということになり、一週間で退院しました。

校長先生や担任の先生が心配して見舞いにきましたが、「わからない、初めて会う人だ」と述べます。両親は、社宅の近辺や学校への通学路、校門や校庭に連れて行きましたが、やはり思い出せません。今回の健忘は、K市に来てからの四カ月間のことに限られていること、それも何一つ思い出せずきれいに忘れていることから、脳外科の主治医は心理的要因が強いと考え、私の診療室を紹介しました。

ｂ君との面接です。こっちに来てからのこと思い出せないの、いつまでのことならわかるかな、といった話しかけから始めました。ｂ君も、「不思議だけどそうなんです」と語ります。苦しそうな様子でもなく、困った様子にも見えません。あえて言えば、他人のことを話しているようでした。

東京での中学二年生までのことははっきり思い出せる、北九州に父さんが転勤になるので皆で引っ越すのだと言っていたことは覚えている。しかし、こっちのどこの学校に入ったのか、そこでバスケット部に入ったことは記憶にない。母さんにこうだったのだと聞かされても、この僕がやったことかなとピンとこないのです、と述べます。

この四カ月の君の記憶の空白が埋まって、連続した自分になればよいね、と私が話すと、「そりゃそうですけど、僕はどっちでもいいのです」と答えます。本人の不安や苦悶をたよりに、どのような葛藤がこのような状態を生んだかを考えて立て直しを図りたいと思っても、これではまったく手がかりがありません。

両親にこれまでの生育歴、生活史、家族のこと、学校生活のことを聞きますが、問題となる事柄は浮かび上がってきません。家族は、事務系課長職の四十五歳の父親、今は専業主婦の四十三歳の母親、小学五年生の弟、そしてｂ君の四人です。父親は温厚そうな方です。母親は神経質そうですが、まじめで律儀な方です。母親は、ｂ君のことをやさしい子、周りに気遣いをして、敵をつくらない性格だったと話します。

九月になると、明るく、活動的になってきました。b君は、「僕が通っていたという、こちらの学校に登校したい」と希望しました。学校も慎重に再登校の準備をしてくれ、はじめは校長室で先生方に個別に授業をしてもらい、十月になって本来のクラスに戻りました。

先生方も、友人も、初めて会う人のようだったので、一から名前を覚えていったそうです。一学期に使っていた教科書もノートも記憶にないもので、自分の書いた字でノートが埋まっていたので変な感じだった、と述べます。授業がさっぱりわからなかったが、十一月になると、皆についていけるようになりました。一学期に学んだことを思い出したのだろうと思いましたが、本人は、「いや、再学習したのです」と主張します。クラスの友人も、記憶喪失からの回復途上の人であるということで皆やさしく接してくれ、b君はスムーズに再適応しました。

二学期の期末試験は、一学期よりずっと伸びた成績でした。十二月末に、b君が「先生、もう大丈夫です。四カ月間の僕はまだ戻らないけれど、これは時間が解決すると思います」と通院を終えたいと希望しました。そして、「僕は、東京にいた頃は大学に行って環境工学を勉強したいと思っていたけれど、今は救急救命士になりたいと思っています」と述べました。

ｂ君の消えた四カ月が何を意味するのか何度も考えるのですが、よくわかりません。耐え難い屈辱的な心理体験をしたのかもしれません。あるいは、本当の自分を作り上げるうえでの不都合な体験を、一時、自分の記憶から隔離しておかなければならない何らかの事情があったのかもしれません。

大人では、生活史健忘や失踪など、追い詰められた心理状況で起こす解離反応が記述されていますが、子どもから大人への移行段階の中学生でも、ｂ君のような解離反応を起こしうることがわかりました。決してほめられたものではありませんが、ｂ君の場合のようにとくに人にひどい迷惑をかけるものでなく、またそれを一時の逃避手段として新たな自分を築くうえで役立ったのなら、苦痛や葛藤の解決方法としての中学生のけなげな心理的防衛機制として認めてやってもよいかな、と思いました。

解離性障害が一過性のものでなく、遷延化するとしたら

ａ君や、ｂ君のように、本来の自分から違う自分になったのがすぐに周りの人にもはっきりわかって、介護や治療が始められる場合ばかりとは限りません。

子どものうつ病や不安・恐怖状態で治療している子どもが、その経過中に三日ほどぼーっとしてほとんど動かない状態になったり、夜中に急に暴れだしてとても本人とは思えない変貌した姿を見せることは、少なからず経験します。長引かずに回復しても、そのことを本人はよく思い出せないと述べます。そのような子どもの異変に気づかず、そのまま放置していると、子どもはだんだんと本来の自分でない自分をつくりあげていってしまう心配があります。

小学高学年や中学生年代から、それまでの性格傾向が変わってきたという子どもは少なくありません。なかには、思考様式が変わって、対人パターンも硬直化し、行動特性が適応力のないものになった子どももいます。そのような子どもは、思春期前期に起こしたごく軽い解離性障害に気づかれずに、治療的働きかけや、温かいはぐくみの機会に恵まれなかったのでは、と思われます。そして、変わり者として受けとめられ、自分でない自分をつくりあげ、次第に自閉的な人格障害をきたしたのでしょう。

このようなことから、中学生年代の子どもが、自分でない自分の状態を見せ始めたとき、また軽い解離性障害を起こしているのではと思われたときは、重篤な兆候として受けとめてやらなくてはならないと考えます。

自分は嫌われているのでは、という不安

他人の感情や考えがわかってくるまで

中学生のころに抱く不安といえば、他人は自分をどう思っているのかに関してのものでしょう。他人のことなどどうでもよい、と自由に振る舞っているように見える少年でも、本当は他人の自分への評価は気になっています。だから、ことさらに強がった言動をとることもあります。

思春期前期の中学生年代で強く意識されるようになる他人の目も、もとはといえば幼児期から続いていたものです。赤ちゃんでさえ、今日はお母さんの機嫌がよいか、自分を可愛いと思っているかはよくわかります。お母さんによく思われたいとか、叱られないよう

にしようと、子どもなりに努力します。そこで、我慢すること、自分の欲求を調整することを覚えていきます。

保育園や幼稚園に入って多くの子どもたちとかかわりを持つようになると、他の子どもたちの言動も気になります。乱暴な行動、わがままな行動をとる子どもは先生に注意されます。それを見て、あんなことをしたら自分も叱られるかもしれない、と思うようになります。

小学生になると、他児のことをさらによく観察するようになります。あの子はおしゃべりだなあ、いたずらが過ぎるなという批判的な見方をしたり、あの子は根気があるなとか、何でもよくできるなと、羨望の目で見ることもあります。他人を自分なりの価値基準で評価するようになります。

すると、ほぼ同時に、自分が他の子どもについて考えたように、他の子どもも自分についていろいろと評価できるということがおぼろげながらわかってきます。こんなことをしたら、〝あの子はおかしい〟と思われるかもしれないし、〝どうしてあんなことするのか〟と不思議がられるかもしれないなと思って、集団生活の中での自分の言動に気をつけるようになります。

社会的適応行動の基盤は、このような心理社会的経験を経て形成されていきます。

他人の視線が気になる

しかし、この段階での自己反省は自分の具体的行動に限られています。あんなことしてまずかったなとか、あんなこと皆の前で言って恥ずかしかったな、という気持ちがわくという段階です。

それが小学五年生、年齢でいえば十歳ごろになって自己意識というものが芽生えてくると、局面ががらりと変化します。自分はどうしてここにいるのか、自分はどうして生きているのか、これからどうやって生きていけばよいのかなど、自分のこころの動きについての意識を持ち、それをもとに自分を考えることができるようになります。それに伴う不安も起こってきます。といっても、まだ小学生の年代では、いつもそのことにこだわるのではありません。日常生活への関心がまだ強く、自分のありようを振り返る契機となることに出合ったときに、ふと自分のこと、自分と他人のことが気になってくる、といえましょう。

ところが、第二次性徴も出現し身体面でのさまざまな変調も起こってくる思春期前期になると、自分のとらえ方、すなわち自己意識のありようはすっかり変わってきます。何より、他の人は自分をどのように見ているか、ということにとらわれだします。子どもから大人に変わっている自分の身体、容姿をなにごともなかったように淡々と受け入れられる人もいるでしょうし、またそれを自ら頼もしく思う人もいるでしょう。しかし、多くの子どもたちには戸惑いが起こり、不安定な心理状態が続きます。

子どもたちはそれぞれの知恵でこの難局をどうにか乗り越えようとしますが、どうしても違和感を持ち続け、本当の自分はどうあるべきかについての疑問、問いかけが断ち切れずにいる者も少なくありません。そういう子どもたちが私の診療室を訪ねてくるときの苦痛の訴えは、周りの人に溶け込めない、人が気になって視線が合わせられない、というものです。皆が自分のことを変に思っているようで怖い、と訴えることもあります。

教室に入れなくなったｃ君

中学二年生のｃ君は五月のある日、隣に座っている友人と視線が合ったときに、なにかいたたまれない気持ちにおそわれました。自分が嫌われてきるのではないかと不安になってきました。その友人とはこれまで普通に接してきたし、とくに悪意を感じたことはありませんでした。これは自分の考えすぎ、とりこし苦労だと自分に言い聞かせて気持ちを取り直そうとしますが、やはり気になります。

その友人のほうに視線を向けるのが怖くなってきました。視線のやり場に困っていると、その友人だけでなく、クラスの皆が自分を変な眼で見つめているように思われてきました。授業中、自分の席に座っているのが苦しくてたまりません。なんとか我慢して時間がすぎるのを待つという状態になりました。

帰宅すると、もうぐったりして何をする気力もわいてきません。明日も学校であんな苦しい時間を過ごさなくてはならないと思うと、いたたまれなくなります。

c君の両親は小学校の教師で、c君は一人っ子です。両親に〝クラスの友人の視線が怖いので学校に行けない〟とはとても言えません。頭痛がする、気分が悪い、身体疲労がひどいなどの理由で数日休みましたが、両親が中学校の担任の先生やカウンセラーの先生とも相談して、数時間でも学校に来て、クラスに入るのが苦痛なら「安らぎの部屋」で自習したらということになりました。安らぎの部屋とは、学校に行けなくなった生徒が自信が戻るまで過ごすようにという配慮で作られた小さな休憩室です。その部屋ならクラスより周りの視線を恐れずにいられるのでかなり楽ではありますが、そのような気配りで特別待遇されているのは、また別の苦痛でした。c君はこの恐怖をどうかしないといけないと思うようになり、私の診療室へ両親に伴われて受診して来ました。

そこで、学校に行けなくなった理由をはじめて話してくれました。クラスで横にいた友人と視線が合って、どういうわけか僕のことを注目しているように感じた。そんなはずはない、気にしないようにしようと思うと、しばらくはよい。しかし、またすぐ視線のこと考えてしまう。考えないようにしようと思うと、ますます考えてしまうようになった、と述べます。

そして、視線が怖くなってきたのは中学二年生になってからだが、どうしてこうなったかを考えると、小学五年生ごろからの僕の感じ方や生活態度の変化と関係していると思います、と語りだしました。

小学四年生までは茶目気が多く、いつも冗談を言って友達を笑わせていたけれど、だんだんと虫や野鳥の生態を観察するのが好きになった。近くの森に一人で出かけたり、図書館で調査するのが習慣となった。この領域のことでは、中学生で僕ほどの知識を持っている人は少ないと思う。このことを友人に話していたが、皆あまり興味を持ってくれない。友達と遊ぶことも少なく、趣味にふけるようになった。これらのことを初診時に報告してくれました。

私のもとには毎週きちんと通ってきました。視線恐怖を治したいということでしたが、初診時以降は、その症状に触れると緊張が強まります。話題がそのことにならないようにと、c君のほうが先に、昆虫のこと、野鳥のことを話しはじめます。私への講義のために通院しているような日が続きました。私がc君の話をどの程度興味深く聞くかで、私を確かめ、またうまく説明できたことで自分への自信を取り戻していくように感じられました。

六カ月経た頃には、明るくなって元気が出てきたように感じられました。しかし、クラスの教室にはどうしても入ることができません。どう皆が自分を見ているのかを考えてしまう、するとクラスの友人と視線を合わせられないようだと、尻込みします。

本人の希望もあって、不登校児のための特別支援学級に転校しました。中学二年生のクラスは五人です。先生がc君の得意なことを引き出そうとしてくれたこともあって、そこでは友人の視線も気にならず、自分がどう思われているかも心配にならないと述べます。自分の対人恐怖を内省しながら、次はどうしようかと自己吟味しているようです。

変わってきた対人恐怖の様相

他人が気になる、自分は不快に思われているのではないか、嫌われているのではないかという恐れは、対人恐怖と呼ばれ、日本の青年に特有な神経症だとみなされてきました。

他人と話すとき、恥ずかしい感情が表情に出るのではないかという強い含羞《がんしゅう》、顔が赤くなるのではないかという赤面恐怖、そして視線が気になるという視線恐怖、などの分類がなされています。十三歳から十五歳にかけて症状を自覚し、苦しむようになるとされてきました。

c君の対人恐怖はかなり典型的な視線恐怖ということができます。なお、対人恐怖の分類の中に、自分の体臭が周りの人々を不快にさせ、自分は他人に迷惑をかけているという自己臭恐怖がありますが、これはかなり性質が違うものと考え、ここでは取り上げません。

対人恐怖に苦しむ少年は、実際にはそんなに怖がらなくてもよいと自分でもわかっています。自分で悪いほうに解釈して不安になり、それをどうにか取りつくろおうとするけれどうまくいかず、あせってしまって心理的悪循環におちいってしまったという理解をしている者もいます。c君もその一人です。

対人恐怖とは

このような対人恐怖の発展の心理的メカニズムについては、森田療法という日本独自の精神療法の体系をつくった森田正馬先生（一八七四〜一九三八。精神科医）の理論がよく引用されます。

自分の身体感覚や、周りの事柄への注意がことに敏感で、その変化を違和感をもってとらえる傾向があった人が、その違和感に注意を向けると、ますますそのことへの注意が強まってくる、それを排除すると思うとさらに症状は強まる、と説明されています。「注意の固着と精神交互作用」と呼ばれていますが、そのとらわれから脱するために、心理的はからいをやめ、あるがままの態度を会得させようとするのが、森田療法の要諦です。

ところが、このような森田療法の理論で理解しやすい対人恐怖の少年・青年がだんだんと少なくなってきています。周りが気になる、自分は嫌われているようで怖いというものはずっと増えているのですが、自分が人前で赤くなるのがはずかしい、怖いとか、人の視線が怖い、人と顔を合わせられないというような、ある特定のことに限られた恐怖というのでなく、自分の周り全体が怖い、自分がそこにいること自体が不安でたまらないと訴えるのです。

対人恐怖というレベルの不安ではなく、不安が拡散して自分を取り巻くすべてのものが恐怖の対象になったということでしょうか。私は昔からの対人恐怖という表現をしていますが、国際診断分類のＩＣＤ―10では「社会性（社交）不安」という診断名になっているのもそのことを反映しているのかもしれません。

クラスの友人の言動が気になり、嫌われているのではという恐怖がつのってきて、不登校になり治療を受けはじめ、母親に送迎してもらってやっとフリースクールに通えるようになった中学三年生の少年がいます。一人では通えない、と言います。そこに行く路上で他の中学生と出会うのが怖いと訴えます。私がどんな怖さなの、と聞いてみました。彼は、「真夜中、マンハッタンの裏道を一人で歩くような怖さです」と説明しました。目の前に急にギャングが現れ、ピストルを突き付けられるような不安だと言うのです。

不登校、いじめと対人恐怖

不登校の中学生は、文部科学省の報告では年間一〇万人以上となっています。不登校の原因はさまざまな要因が絡み合っていて、どうして行けなくなったのかの理由はすべての子どもで異なっています。また、行けない理由を子ども側の問題に帰することができないのは、文部科学省が「不登校はどの生徒にも起こりうるし、不登校をおこす学校側の問題も検討すべきだ」という見解を持っていることからも明らかでしょう。

ただ、この年代ではほとんどの子どもが他の子どもは自分をどう見ているのであろうか、自分は皆に嫌われているのではないかという不安を持っていることを考えると、不登校の子どもは自分が皆にどう思われているかの心配がとても強くなっていると考えられます。

神経症的恐怖の定義は、本来は怖がらなくてもよいのに不合理な恐怖心を抱いている、あるいは実際起こりうる以上に悲観的にとらえておびえている状態をさします。

しかし、それが今は、怖がらなくてもよいのに怖がっている、とは言えなくなりました。受診する中学生についても、本当に怖くなる状況が起こっていて、怖いのが当然だろう、よく我慢した、と理解してやらなくてはならない事例が増えています。

受診する中学生の多くが執拗ないじめに遭って苦しんだ末、とうとう不登校におちいったというものです。他人への配慮が強く、何事にも遠慮勝ちな態度をとり、いつも自分は嫌われないかとおびえていたら、本当に皆にのけものにされ、あの手この手でいじめられ、苦しめられるようになった、という子どもたちです。


それでも、どうも理解しにくいことがあります。中学生年代の子どもの心性に「自分は嫌われているのでは」という不安があり、多少にかかわらず、すべての子どもがその不安を持っていることは繰り返し述べてきました。そして、今起こるいじめは、ごく少数の子どもを他の全員が疎外し、仲間に入れない、話もしないという状態に置き、そのうえ断続的に、きもい、うざい、来るな、死ね、などといったこころが傷ついてしまうことばで脅し続けるというものが多くなっています。いじめる当人も「自分は嫌われているのでは」という不安を持っているのに、どうして他人に嫌われることを平気でするのでしょうか。

いじめられて学校に行けなくなった中学生の少女が、私もはじめはいじめに加担していた、悪い気持ちもしたがいじめられる心配がないので楽だった、しかし、いじめに加わり損ねていたら、いつの間にか自分がいじめられることになってしまっていた、と話してくれました。

そうだとしたら、人に嫌われるという恐れからのがれるために、皆と一緒に誰かを嫌って不安を紛らわすということになります。対人恐怖ということに戻ると、対人恐怖を癒すために、対他加害をしているということです。これでは「攻撃は最大の防御なり」という格闘技の戦略を、学校生活に持ち込むことになります。

このようなことが起こるクラスや学校はほんの一部で、例外的な場合であると思います。ほとんどの中学校では、不登校の子どもが出たらどうしたら早く回復できるか、またいじめのきざしが見えたらそれが大きくならずに収まるように、学校をあげて取り組んでいます。しかし、中学生年代の心理状態が、動揺しやすく、とくに皆が「自分は嫌われているのではないか」という不安を抱きながら集団生活を営んでいるのですから、先生方のちょっとした気配りの隙間をぬって問題が起こる可能性はあります。

学校メンタルヘルス的な立場で述べさせていただくと、先生方が生徒各人について、それぞれがどのように自分というものをとらえているか、また自分は他人にどう好かれていると思うか、という視点から生徒を理解してやると、クラスの、また学校の雰囲気は変わってくると考えます。

母親を殺したい少女と、男になりたい少女

診療室でのため息

乳幼児から中学生まで発達の順を追って、そのつど出会ってきた子どものことを紹介しながら、発達の節目で大切と思われることを述べてきたつもりです。しかしいよいよ終わりとなると、あのことも書いていなかった、あのことは記述すべきだったのに……と思うことばかりです。それほど、今の子どもたちが背負っている困難が多いのでしょう。

では、何をテーマにしようかと迷いましたが、この原稿を書き始めてから出会った子どもたちの悩みのなかで、私がそれまであまり経験したことがなく、とても戸惑った子どもたちのことについて述べてみたいと思います。

母親を殺したくなると訴えるｄ子

ある十二月のことですが、小学一年生のｄ子は、自ら母親に病院に連れていってくれと頼みました。「ママを殺したくないのだが、頭が〝ママを殺したい〟と考えてしまう」と苦しみだしたからです。

ｄ子は小学一年生らしいあどけない表情で、私にも礼儀正しい態度で挨拶をします。とても母親を殺したいという考えにとりつかれて苦しんでいるようには見えませんが、面接を始めると不安げな様子になり、痛々しい内容の話を語ります。

「人を殺すなんて嫌いだけど、私の頭が勝手に考えるの」

「ママは大好きで一番大切な人だけど、頭が〝ママを殺したい〟と考えてしまうの。だから苦しいの。こんな私を治したいからここに連れていって、とママにお願いしたの」と語り、「私は皆に嫌われていると思うの。皆は思っていてもことばには出さないから、人のこころの中はわからないけど、そう思っているように思われるの」と今の自分の心配を述べます。

d子ちゃんが苦しんでいることはわかったけど、d子ちゃんの心配していることは本当には起こらないと思うよ、皆もd子ちゃんを嫌いと思っていないよ、と私が話すと、どうしてそうわかるの、と今にも泣き出しそうな悲しげな表情になります。小学一年生の少女といきなり深刻な面接を始めたことを悔いました。

その話はあとでゆっくりするとして、箱庭を作ってみようか、と遊戯療法室に連れていきました。箱庭が今の高ぶった気持ちをやわらげてくれるのではないかと思ったからです。d子はしばらく考えこんでいましたが、木立に囲まれた湖を作り、木造の農家風の家を置きました。周りにたくさんの花をいっぱい植え、花の中で子犬が楽しそうに遊んでいる情景を作りました。私は殺伐な場面や陰惨な状況が出るのではと不安だったので、いくらかほっとしました。

初回面接時はここまでにして、殺しの話題は避けようと思ったのですが、d子から語りかけてきました。戦争のことを聞いたり、映画で見たりして、殺すとか、死ぬということを考えるようになった、と言います。

そして、「どうして戦争では人を殺していいの」と聞いてきます。続いて、「アメリカはどうして日本に原爆を落としたの。日本人はどうして殺されなくてはならなかったの、日本人はどうしてアメリカにそういうことしたらいけないと言わなかったの」と質問してきます。真剣なまなざしです。私は答えに窮しました。確かにd子ちゃんの言うことが正しい、先生は約束する、もう戦争なんてしないように、原爆など絶対使ったらいけないと反対し続けるから、と言うのがやっとでした。

当分、毎週通院することに決めました。母親を殺したくなる気持ちは少し軽くなったようだ、と母親も述べます。ただ、母親が外出して帰りがちょっと遅れると、事故に遭って死んだのではと心配するなど、いろいろなことが気になります。母親に、今度病院に行くのはいつかと何回も確認します。

二回目の受診時に、母親からこれまでの生育歴を聞くことができました。家族は自営業の父親、その経理を手伝っている母親、四歳の妹の四人。幼稚園に行くようになってデリケートで、ちょっとのことをひどく気にする子だと思った、スーパーで他児とすれ違うと当たって倒したのではないかと心配し、おもらしをする子の話を聞くと、自分もそうなってはとしきりにトイレにいく頻尿になったなどと、母親が述べました。幼稚園の先生も、あまりにも几帳面すぎる、完全でなくては気がすまない子どもですね、もっといい加減になれたらよいのにと言っていた、とのことです。

小学生になって、その傾向はさらに強くなります。いろいろと疑問に思うことを母親に聞きます。生きるとは、死ぬとは、ということなので母親は困ってしまうことがありました。また写真を撮るのを嫌がるようになりました。どうせ死ぬのにどうして写真なんか撮るの、と言います。幼稚園時代の資料を保存していると、こんなもの持っていて何になるの、どうせ死んだらいらなくなるのだから、と捨てるように催促します。母親を殺したくなると言い出したのは、その頃からでした。

二週目、三週目と治療がすすむにつれ、少しずつ苦痛は軽減してきました。ママを殺そうという気持ちが起こると、ママが可哀想だからそんなことは考えないようにした、と述べます。六週目の予約日には、もうだいぶ良くなってきたからと、受診の断りの電話がきました。私は気がかりでしたが、ではまた心配が起こったら来てくださいと、一応の終了としました。この一カ月連絡がないので、落ち着いてきたことを願っています。

小学一年生で母親を殺したくなるとか、いずれ自分も死ぬのだから写真など撮りたくないという厭世的な子どもの心性がわかりかねているのですが、言うに言われない強烈な苦悩を秘めているのでしょう。

d子が非常に繊細で過敏な少女で、極めてまれな訴えをしているとはいえ、そのすべてをd子の個人的な問題や、精神病理に帰することはできないと思います。d子のような悲しみ、苦しみを背負っている子どもは他にも少なからずいるのではないか、そしてその子どもたちをそのような心理状態に追い込んでいる要因は周りにある、と私は考えます。

性同一性障害に悩む少女たち

自分が出生時に授かった生物学的性別を自分の心が受け入れられなくて、他の性別に変わりたいという願望を持って苦しんでいる人、また気持ちのうえでは別の性だと思いこんでその性別に沿う行動をとろうとしている人がいて、その人々は総じて「性同一性障害」と呼ばれています。

長い間、わが国では性同一性障害は社会的に認知されない状態でしたが、平成十五年七月に「性同一性障害者の性別の取り扱いの特例に関する法律」が成立し、一定の条件のもとで戸籍の性別変更も可能となりました。その法律制定と前後して、日本精神神経学会では「性同一性障害に関する診断と治療のガイドライン」がつくられ、平成十八年一月にはその改訂第三版が報告されました。それに沿ってかなり多くの方が、自分は性同一性障害だとして医療機関を受診するようになりました。

これまでは性同一性障害と診断されるのは、成人になってから、早くても思春期後期の十七歳ごろからでした。しかし、自分の生物学的性別とは違う性自認をいつから持つのかについては思春期前期、性別に違和感を抱くようになる年齢はもっと早く八歳から十歳にかけての場合が多く、なかには幼児期からという事例もあると記載されています。国際疾患分類ＩＣＤ—10にも「小児期の性同一性障害（F64.2）」という診断カテゴリーがあり、詳しく説明されています。外国では、自分の生物学的性別に違和感を持ち、他の性別の性意識を持つ少年、少女がかなり多く、臨床的にも注目されているのでしょう。

小児期の性同一性障害が成人の性同一性障害に発展するのであれば、小児期において性別意識に悩む子どもたちに、どのように自分の性を受け入れるのか、どうしてその性を拒絶したいのかを聞いてやることから、性同一性障害の治療は始まるのではないかと思います。

ところが、わが国では性同一性にまつわる苦悩で児童精神科の外来に受診する児童・思春期の人々は、極めて少なかったのではないかと思います。私も、生理的な発達は全く正常であるのに、本来の自分の性別を受け入れられず、他の性別への願望で強く悩んでいる少年期、思春期前期の子どもたちと出会ったことはありませんでした。

それが、この執筆を始めてからの二年弱の間に、三人の少女の治療をすることになりました。外国では少女よりも少年が多いそうで、先に記したＩＣＤ—10にもそのように記述されていますが、私に性同一性についての悩みを訴えたのは、少女だけです。

男性ホルモンの投与を希望するe子

e子は、泌尿器科医の紹介で私の診療室に訪ねてきました。女性でありたくない、男性のようになりたいからと、男性ホルモンの投与を希望して泌尿器科を受診しましたが、その先生に〝あなたは完全な女性だから、女性として生きなくてはならない〟と諭されました。e子は、それに挑戦するかのように、髪型はショートカットでいかにもボーイッシュです。派手な皮ジャンパーを少年風に着込んでいます。紹介状がなかったら、男の子かと思ったでしょう。

男性になりたかったの？　という質問から始めました。自分が女性であるのはおかしい、女性であり続けたくないという気持ちは小学五年生ごろから抱いてきたが、中学二年生から女性であることがとても嫌になった、と言います。男性に変わりたいと思ったが、泌尿器科の先生に駄目と言われ、とても残念だ、悔しい、と腹立たしげに語ります。

無理に肩肘張っているようにも感じます。話す口調や態度、立ち居振舞いは可愛い少女です。あなたは女性としてチャーミングだから、先生から駄目と言われるのは当然だよ、と告げても怒りはしないで、むしろ安心した様子でした。

二週おきに通院してもらうことにして、面接をしました。だんだんと服装も自然になってきました。面接で語る内容も、学校で孤立して友達がいなくて寂しいことが語られました。次の受診日は、家庭のことを話します。小学三年生のとき、父母が離婚した。父親の女性問題が原因だった。一人っ子の私は母親と生活することになった。そのうち、母にも恋人ができて、時々二人で旅行をする。そんな母が情けない。そのような家庭の事情を語って泣き出しました。私はただ聞くだけにしていました。五回目の面接には制服姿でやってきました。全く普通の少女のいでたちです。

e子はもう気持ちの整理ができたし、高校受験にこれからがんばりたいので、今日で治療を終わりたい、と申し出ました。e子の男性願望は、本当の性同一性障害とはいえないものかもしれません。自己同一性を模索して、一時的に男性の振舞いをしていたとも理解できます。

こころの中の自分は男性であるというf子

f子は、小学五年生から不登校になって、この三年家に閉じこもりがちの生活を送っていました。何もする気になれない、いつも疲れた感じがつきまとう、気分が晴れない、不眠、頭重などの症状があり、抑うつ状態が続いているとして、治療を始めました。薬物療法も行いましたが、いくぶん軽減はしても目立った改善が起こりません。

六カ月たったころ、f子から自分の性同一性についての悩みが語られました。それは、次のようなものです。

「私が悔しいのは、男の子でなかったことです。小学生のときから、女の子の中に溶け込めなかった。いつも男の子と遊んでいた。自分のことを俺と呼んでいた。男の子とは喧嘩してもすぐ仲よくなれるし、人の噂話などしない。女の子はグループや上下関係がややこしく、どう振る舞ってよいかわからなかった。いつもつくり笑いをしていなくてはならないので、女の子の中では窮屈だった」

「小学六年生で生理が始まったが、嫌だった。男の子だったら……といつも思うようになった。その頃から、女の子にひどくいじめられるようになった。女の子がグループでいるのを見ると怖くなった。リンチされるのではないか、と」

「女の子が同性という気がしない。自分が男の子として女の子を好きになってみたい。自分の身体がだんだんと女性になっていくのが許せない」などが綿々と語られました。

幼児期から他の女の子に気を遣い、嫌われまいといつもにこにこ顔をしていたが、男の子の中では気楽に振る舞えたと言います。男の子であったらという願望は続いていましたが、前思春期になって女性という性別認識を迫られると、内的な不安、動揺が起こり、どう自分を取りつくろっていいのかわからなくなったようです。同年齢の女の子たちへの視線恐怖、さらには抑うつ状態が起こり、学校にも行けなくなりました。

f子から性同一性についての苦悩が提起されてから、私もどのような応対をしてよいか迷いました。女性性を受け入れることを説得してもさらに混乱させると思いましたので、しばらくは服装や振舞いにはあまり構わず、ありのままに毎日を送るようにすすめました。

f子が自分で性同一性を身に付けていくのがよいのではないかと思ったからです。

f子は少しずつ元気を取り戻し、フリースクールに通うようになりました。定時制の高校に進学することを決めました。生物学的な女性は拒絶しないで、こころの中の自分は男性である、という心理になっているように思われます。

僕は男、と訴えるg子

中学一年生のg子は、円形脱毛と、気分の落ち込みを訴えて受診しました。時々、死にたくなるとも語ります。前髪をたらし顔を覆っていて、視線恐怖がありそうでした。しかし、女の子らしい服装で、容姿や振舞いは可愛い少女という感じです。治療を始めて三週目に、g子は予想もしなかったことを話し始めました。

「僕は男なの。小学三年生のとき、自分は男かもしれないと思った。身体は女性でも男性に変わりたかった。父親にそのことを告げると、〝馬鹿言うな、おまえは女の子だ、女として生まれてきたのだ〟と言われた。だけど僕は、女の子に産んでくれとは頼んでいない。だから、男の子になると決心した」

私が、g子が男の子になりたいという気持ちを持っていることはわかるけど……と言うと、「なりたいのではなく、僕は男なのです」と語気を荒げて言い返してきました。そして、乳房切除術を受けるのにはどうしたらよいのか、と聞いてきました。

このような心理状態のg子に、男性であるという性自認を修正するのは困難であるし、抑うつ状態を強めると考えました。そこで、こころは男性でよいので、体のほうはもう少し待ってからにしよう。まず円形脱毛やうつ病の治療をしよう。そのためなら何でも話を聞くことにしよう、と話し合っています。このままだと、g子は性同一性にまつわる葛藤がますます深刻になっていくのではないかと心配しています。

g子は、どう生きていくか、どう大人になっていくかの思春期の同一性危機に苦しんでいる状態です。自己同一性の認識は、性同一性の獲得過程と表裏一体であると思わざるをえません。

子どもたちを追いたてているもの

この数年の間でも、多くの子どもたちの心理的苦悩や困難を診てきました。それまでになかった子どもたちの精神病理像にも遭遇しました。これらは、子どもたち自身が考えついたものではありません。周りが、端的にいえば現代の日本社会が、子どもたちをこのような状態に追い込んでしまったと、治療者として臨床的立場から痛感せざるをえませんでした。

治療をすすめるうえで、子どもたちの親・保護者ともお会いして、子どもたちの治療をどうすすめるかについて話し合おうともしました。しかし、親や保護者の方々も、子どもと同様に、いやそれ以上に余裕のない心理状態になったり、とても追い込まれた気持ちになっている方が少なくありませんでした。せきたてられた心理状態といったほうがよいかもしれません。これでは、苦境におちいっている人に配慮するゆとりは生まれてきません。ましてや、私たちが社会生活を送るうえで必要な相互のやさしさは失われがちです。

　私は本書の最初で、夏目漱石が作品『行人』の中で主人公の一郎に吐露させた言葉を引用しました。それは、「人間の不安は科学の発展から来る。進んで止《とど》まることを知らない科学は、かつて我々に止まることを許してくれたことがない。……どこまで行っても休ませてくれない。どこまで伴《つ》れて行かれるか分らない。実に恐ろしい」という言葉です。

　この数年のＩＴ製品や携帯電話の進歩を振り返ると、この指摘があまりにも当てはまっていてぞっとします。今こそ、私たちはちょっと立ち止まって周りを振り返り、やさしさの感情を取り戻さなくてはならないというのが、子どもたちのこころの臨床に携わった者の偽らざる気持ちです。

資料1 （「教育と医学」二〇〇〇年四月号、一九―二六頁より転載。転載にあたり一部修正）

スクールカウンセラーから見た日本人学校

はじめに

一九九九年五月から一年間の予定でパリで生活するようになったが、研究所通いのかたわら、パリ日本人学校にスクールカウンセラー（学校からは教育相談員という肩書をいただいた）として出入りさせてもらっている。本稿では、学校での子どもたちとの交流や先生との対話から私なりに感じたことを述べさせていただくことにしたい。

外国にある日本人学校といっても、日本の子どもたちに日本の先生が、文部省の教育指導基準に則って学校教育を行っているので、本号のテーマである「もうひとつの教育」とは言いきれないかもしれない。しかし、本誌が一九九九年十月号に特集している「学級崩壊」で語られている状況とは、パリ日本人学校は全く無縁で、子どもたちがのびのびとしかも規律正しく学校生活を送っているのを目のあたりにしていろいろと考えさせられた。そこで私の視点はどうしても、日本の学校教育がどうしたら今の「学級崩壊」状況にすすむのか、今、日本で論議されている根本的な学校改革がやはり必要なのか、ということに立ってしまう。結論から言うと、今の日本の教育制度、学校制度でも、取り組み方次第では充分にやっていけるのではという感慨をもつようになった。

外国にある、日本人学校のレポートが、その意味で何らかのお役に立てたら幸せである。

私のはじめての登校日のこと

朝の全体朝会で、校長先生が私を子どもたちに紹介して下さった。中学部の集まりでは生徒代表の男子が出て私に歓迎の言葉を述べた。「僕はのんびりしているし、友達とも友好的にやっているので、今は心配事はありません。しかしそのうちに、きっと女の子とのことで悩むと思うんです。そのときはどうぞよろしくお願いします」と。私は、まかせときなさい、そこは私が一番得意とするところだから、と返答した。皆が爆笑して、そして拍手して私を迎えいれてくれた。

休み時間に小学生の教室を廻ってみた。私の名前を皆が覚えていた。

一年生のクラスでは、六歳になったばかりの一メートルの背丈にやっと達した男の子が私のところに飛んでやってきた。そしていきなり「村田先生は女の人のおっぱいをさわったことがありますか」と聞いた。私が口ごもっていると「先生は今、女の人と生活しているのですか」と追い打ちをかけられた。

三年生の子どもたちのところでもいろいろな質問を浴びせられた。一人の男の子が「先生、どうして頭の毛がそんなに白いのですか」と言うと、別の男の子が「先生、黒く染めたらどうですか」と述べる。女の子は「私はかつらをかぶったほうが良いと思います」と意見する。ある男の子が熟慮の末の発言かのように、「僕はそんなことしても無駄と思います。髪の毛は黒くても、声が年寄り声ですから」と真剣な表情で話す。他の子どもたちもその結論をなるほどというような態度で支持する。ほうほうの体で退散して次のクラスを訪ねた。

初めての日に学校で受けた印象は、ここの子どもたちは少しフランス風俗の影響を受け過ぎているのではないか、日本にいる子どもの持つ敬老のこころが欠落して、奥ゆかしさがなくなっているのではないか、というものだった。しかし日がたつにつれて、それは私の早合点であることがわかってきた。子どもたちは率直に自分が疑問に思うこと、不思議に思うことを積極的に述べるように育てられ、教育されていると思うようになった。いささかフランス的なユーモアの態度も身につけてはいるが、基本的には日本的な礼儀正しさを持っていて、節度も充分わきまえていた。また、子どもたちがそのように振る舞える雰囲気があり、先生方もそれを育もうとしているように思った。

小鹿野輝芳校長先生の教育理念を表す「みんなちがってみんないい　みんなでいいハーモニー」という標語が校内のあちこちに貼られているが、それが理想的な文言として読めるのではなく、この学校での子どもたちの生活状況を実にうまく言い表している。

海外の日本人学校について

日本の高度経済成長に伴って多くの日本人が仕事のために海外に出向くようになったが、一九七〇年代後半には企業で働く方が単身赴任でなく、家族を連れて長期に生活するようになった。また政府関連の海外機関に勤務する方も急速に増えてきた。そこで問題になるのが子女の教育である。特に義務教育年限の子女の教育をどうするかが、海外で日本の経済発展のために精出しておられる方々の悩みの種となっていた。英語圏の国々で生活する方は、現地校に進学させてもさほどの障壁とはならないとしても、それ以外の言語圏の国では日本人学校の設立が切実な問題となってきた。

このような要請に応えだんだんと日本人学校が増えてきたのだが、外国に日本の教育機関をつくるにあたってのいろいろな制約から、現地の日本人会や子どもたちの保護者が学校法人を作り、その学校に日本政府（文部省）が教師を派遣するという形態がとられている。だから、私立の学校に、日本の公務員である教師が赴き、生徒の学校教育にあたるという日本ではまず考えられない教育体制ができあがっている。前述したような日本の学校教育の改正は、制度的な（学校運営は私立で、そこで教鞭をとる教師は公務員である）形態の善し悪しをめぐって論議されることになろう。

パリ日本人学校も、フランス日本人会やフランスに経済的拠点を持つ日本企業、そして生徒の父兄代表などから成る理事会が運営する私立学校である。そこに、全国の公立学校の教師から選抜された先生方が三年間の任期で出張赴任し、子どもたちの学校教育にあたる。校長先生は学校の教育の責任者であることはもちろん、理事会の実質的な運営担当者として学校の経済的運営、社会的な役割の遂行という仕事も果たさなければならない。今、日本の公立学校の校長先生は大変な激務であると言われるが、海外の日本人学校の校長先生は職務の性質はいくらか異なっているとはいえ、同じくいやそれ以上に大変な困難を背負っておられるように思った。それを補佐する教頭先生も学校教育の任務の他に、対外的、とくに学校経営面の主役であるP

ＴＡ（この学校では親師会という）との関係調整などでかなりの気遣いをされていた。

学科担当の先生、学級担任の先生は思いきり本来の教育に専心できているように私には思われた。受け持ち生徒の個性の理解、集団活動の把握も行き届き、細かい面での気遣いがなされ、スクールカウンセラーである私にも子どもの心理についてたびたび相談がある。

パリ日本人学校の学校構造

パリ日本人学校で理想に近い学校教育が行われているとしたら（ある先生は、ここは天国の学校ですよと述べた）、それは先生方の熱意、誠意、教育技術の優秀さもさることながら、それを支えている学校構造の特徴も指摘しなくてはならない。

小学一年生から中学三年生までの小中一貫教育であるが、全生徒数は二百五十二人である。

先生は校長先生のほか十七人が文部省からの派遣職員で、現地採用の非常勤の先生が七人で、生徒数のわりに先生は多く、学校教育がゆとりをもって行われている。というのも、八年前は児童数も五百人近くであったが、バブル経済崩壊で多くの企業がフランスの支店を閉鎖したり、人員を縮小したため年々生徒数もへり、今はかつての半数になってしまったからである。

各学年で生徒数にへだたりがあり、一クラス三十人以上いたところが二学級あるが、ほとんど二十人内外で、特に中学部は一クラス十五人以下の編成になっている。全校生徒が二百五十余人であると、すべての先生がすべての子どもたちの名前を覚えている。子どもたちにとってはどの先生からも自分の名前をきちんと呼ばれると、先生への親近感と信頼感が増してくる。生徒数二百五十余人というのは学校教育が一番うまくいく規模のように思われた。

学校はパリ市内にあるのでなく、パリから三五キロメートル離れたサンカンタン・イブリンという所にある。設立当初はパリ市内の日本大使館の別館を借りて授業が行われていたが、手狭で学校教育を進めるには何とも不便だったので、当時の理事会のメンバーや保護者会の方々が知恵をしぼって新しい校舎作りに努力され、今の場所に学校が移ってきたという。静かでくつろげる教育環境と広い空間を求めたら、パリからこのぐらい離れた所にならざるを得なかったのだろう。

公的交通機関を利用したらゆうに一時間半はかかる。だから子どもたちは保護者会がチャーターしたスクールバスで通う。モンパルナス、トロカレド、サンクルー、ニュウイー、ブローニュの五カ所からバスが出る。子どもたちは毎朝七時半にバスに乗る。オートルート13号を利用するので、八時十五分には学校に着く。校長先生が出迎えて子どもたち一人一人におはよう、元気だねと挨拶する。子どもたちは満足したかのように教室に入り、身繕いをすませ、八時四十五分の朝礼まで自習をする。小学一年生のクラスも、皆が机について静かに絵を描いたり、書き取りの練習をしたりしている。先生が入ってくると（私が入って行っても）、子どもたちは大喜びでおはようございますと合唱する。そして一日の学校生活が始まる。

先に引用した本誌一九九九年十月号の「学級崩壊」の論文を読み返すと、なんでそんなことが起こりうるのかと不思議な心境におちいる。それほどここは、子どもたちが素直で、礼儀正しく、秩序を保っている。

授業を参観しての印象

私は九州大学教育学部の教官をしていたのに、お恥ずかしいことながら小中学校に終日いて子どもたちや先生と接したことはなかった。せいぜい半日で帰っていた。今度、日本人学校のスクールカウンセラーとなってからは、できるだけ先生方の授業の場に参加させてもらい、先生と子どもたちとのかかわりを見せてもらった。

改めて感心したのは、当然といえばそれまでだが、先生方が授業をどう進めるか前もって周到な準備をしていることだった。一日六時間のすべての授業の進行について、それぞれの時間でどう語りかけるか、どんな問いをどこで誰に出すかを前日から想定しておくことは並大抵のことではない。その上に、演出がなされなければならない。しかし、そのような授業でなくては生徒はのってこない。反応がちがってくる。子どもたちの感激が先生への信頼を強める。クラスがまとまる。子どもたちは明日の登校を期待する。先生と子どもたちとのそのような心理的相互関係の様相をまさに肌で感じ取った。ほとんどのクラスの授業がそのような状況で進められていた。先生をそこまで駆り立て、やる気を起こさせるのはなんだろうかと考えた。まずは、先生がゆとりを持って授業に専心できる心理的環境があげられる。それには、フランスの、パリの郊外の、美しい自然に取り囲まれた学校の物理的構造も関係しているのであろうが、それればかりではない。それよりむしろ、教師間の連帯意識とでもいうような、教育とは何かを問うてお互いに語り合い、励まし合っている関係であろう。そのような子どもたちへの愛情が源泉となった教師間の連帯意識が、学校教育ではもっとも大切なことであり、それがあってはじめて学校が教育の場たりえると思った。しかし、日本の学校ではなかなかできにくいその状況が、どうして外国の日本人学校ではできあがるのであろうか。それこそ、教育にたずさわるものが注目し、問い詰めていかなくてはならない問題であろう。

学校に対する子どもと母親の期待

　パリに住む日本の子どもたちのすべてが日本人学校に来るのではない。おおよそ三分の一が日本人学校に通学するだけで、あとの三分の二は現地校か国際学校に通っている。日本人学校があるのにどうしてかというと、親御さんが長期にフランスに住むことになっていて、子どもにもフランス人としての言語能力、生活感覚を身につけさせたいという場合や、いずれ日本に戻るにしても現地校に通っていたほうが大学受験の際に帰国子女扱いを受けられて有利だから、ということらしい。

　小学低学年の子どもは日本人学校に来られて良かったと心底思っている。学校生活を楽しんでいる。

　小学高学年になると、高校進学、大学受験のことが少しずつ気になってくる。日本の有名進学塾の支店がパリにも出来て、彼らがそこの日曜講座に行くと日本の受験戦争状況を吹き込まれるらしい。いささか日本人学校にいるのが不安になってくる子どももいる。そのためか、逆にフランスの学校（現地校）の批判をする。フランスの学校はとにかく休日が多い。毎週水曜日と土曜日は休みである。その上、バカンスという長期休日も度々ある。一年に百五十日が登校日らしい。夏休みは六月二十日からである。日本人学校の夏休みは七月二十七日からであった。その直前、通学バスのなかで日本人学校の小学六年生の子どもたちが、「あいつら（現地校に通っている日本児童）あんなに休んで頭は空っぽになっているんじゃないか」「そうじゃ、そう思うんじゃ」と話し合っていた。

　私はその会話を聞いて、微笑ましくも、いじらしくも感じた。

子どもたちの学校への不満はほとんどない。しかし母親のなかには、日本の一流高校に合格できるペースでの学校教育を期待するものも少なくない。それは日本でも同じか、日本の中学のほうが厳しいのであろうが、海外にいて進学情報を受けるとかなりの不安が起こってくる。親御さんのスクールカウンセラーへの相談もそのことと関連しての問題が多い。スタールカウンセラーの仕事としては、生徒自身が相談にくるよりも、母親がやってくるほうがずっと多い。個々にやっているよりも、皆さんが集まった場所で話したほうが良いと考えて、「自立と反抗」という演題で講演し、時間をとって質疑応答した。しかしそれは藪蛇で、それ以来ますます母親の相談が多くなった。

海外の日本人学校にいる母親のほとんどは、いわゆる専業主婦である。日本で仕事をしていた母親も、仕事をやめ家でなにかして過ごすという状態になる。友人や話し相手も少ない。いきおい母親の関心は子どもの学校生活や学業成績になる。子どもも母親の言うことを従順に聞くばかりではないので、母親のいらだちは強くなる。担任の先生や学校への注文、あるいは抗議ということも多くなる。それは担任の先生にはかなりのプレッシャーとなっているようだった。日本人学校に影の部分があるとしたら、それはこのことをめぐっての事柄であろう。

発達障害児への取り組み

日本人学校の生徒たちの学習能力は日本の公立の小中学生の平均レベルよりやや高いのではと思われた。国語や算数の同じテストをしたら、多分有意の差異が出てくるだろう。しかし、学校の授業についていくのが困難な子どもや障害を持つ子どもも受け入れて、皆と一緒にほとんどの時間を勉強できるようにと、いろいろな努力がなされている。私は障害を持つ子どもを学校がどう受容し、指導しているかで、その学校の教育理念がわかると考えているが、パリ日本人学校にいる発達障害児への学校をあげての取り組みには感心させられ、多くのことを学ばせてもらった。

四年生に多動性障害と学習障害を併せ持つ男子がいる。集団適応がかなり苦手で、四十五分の一時限の間机に座っていられない。ただ叱るだけでは逆効果である。頃合いを見計らって、その子どもの興味をひく問題を皆に投げかける。その子どもも、それは僕も知っている、と戻ってくる。先生はこの子どもも集団参加でき、他の子どもたちの学習のペースも乱さないような学習計画を立て、非常に巧みに皆をひきつけるような授業を進めていく。そのあざやかさには本当に感激してしまう。その上、先生は他の子どもたちに、この子どももクラスの一員で、皆で一緒に勉強していることに意義があることを態度でいつもしめされる。

他の子どもたちも、この子どもはよく癇癪を起こして、いたずらをするが、やさしい心情を持っていることをだんだんと理解するようになる。そのまわりの子どもたちの態度が伝わると、我慢をして皆と同じことをしてみようかという気持ちを起こす。

この八カ月間でも随分と成長した。体操の時間にリレー競走をやっても、次の子にバトンを渡さず上空に放り投げていたが、今は呼吸を見計らってきちんと渡す。下校前の掃除の時間にも全く参加しなかった。それどころか他の子どもたちの邪魔をしていた。今年になって掃除に加わるようになった。今は友達が掃いて集めたゴミを塵取りにすくって捨てに行くということを繰り返しやれるようになった。校長先生の「みんなちがってみんないい　みんなでいいハーモニー」とは、こんなことかと他の子どもたちは実感できたようである。

海外の日本人学校から日本の学校教育が学ぶべきことがら

私の短い期間のパリ日本人学校でのスクールカウンセラーとしての経験からも、もし日本で取り入れたらと思うところがいくつかあった。

まずは一クラスの児童数である。パリ日本人学校では一クラス八人のところから、一クラス三十七人のところまである。児童数は少なければ少ないだけよいとは言えない。しかし、よい授業、学級運営が行われるには一クラス三十人以下でなくてはならないと思った。三十人以上となると、優秀な先生がどんなに頑張ったとしても、やはり生徒のなかには全体に取り残された気持ちになる子どもが出てくるし、学習面でもついていけない子どもが何人かいる。それが三十人以下になると、先生の努力、気配りでどうにかなる。三十人学級という主張はやはり理にかなったものであることを痛感した。

先生の学習指導能力、生徒の心理力動把握の感性の豊かさが、学校教育では何よりも大切なものであると感じた。ここに来ている先生方は、将来の日本の教育を担う人材に国際感覚を身につけさせようと、各都道府県の教育委員会と文部省から選抜された人々である。それでも、一年目より二年目、二年目より三年目と先生方はよりゆとりを持って毎日の学校教育にたずさわるようになれたという。

日本でも先生方への研修指導が、短期間の講習だけでなく、長期的な展望に立っての体験学習的なものであってほしい。

学校構造の面では、パリ日本人学校の広大な敷地、モダンな建物は望めないと思った。しかしそれ以上に重大なことといえる制度的なことがら、私立学校に公務員の教師が勤務し、学校運営面から学校教育まで責任をもって遂行するということは、今の日本でも検討されてよいことではないかと思う。すべてお上丸抱えという形態ではなく、地域住民がつくった学校に、公務員の先生と地域から選ばれた先生、先生の資格をもつ父兄が一緒になって子どもたちの学校教育にあたるということも、そろそろ考えられてよいのではないだろうか。

おわりに

私のような臨床心理学と精神病理学を専攻するものは、病的現象を吟味してその奥にあるものは何かと問うていく。しかし私が一九九九年五月以来見てきたのは、子どもたちの明るく、たくましい、健康な姿であった。なぜこう健康なのかを問い、それに答えるという作業は私には不慣れなことであった。しかしあえて、今、日本で問題とされている病んだ学校像を想定しながら寸描を試みた。少しでもこれからの教育を考える上での知見となれたらと思う。

［本稿は筆者の学校での経験から、筆者の個人的見解として報告した。本文の内容についてはすべて筆者が責任を負うものである］

資料2（「教育と医学」二〇〇四年十月号、九二―九七頁より転載。転載にあたり一部修正）

アスペルガーということばの流布への異議

アルツハイマー、パーキンソンそしてアスペルガー

最初にある病気の特有な症状を観察し、記述した人の名前を冠した疾患名はいくつもある。特に有名で、今は皆が共通の概念で理解しているものに、アルツハイマー型痴呆とパーキンソン氏病が挙げられよう。そしてこの数年、「アスペルガー症候群」という名前がマスメディアでしばしばとりあげられるようになった。「アルツハイマー」「パーキンソン」「アスペルガー」などのことばでそれを聞く人々がある病気、障害、状態を想定するようになっている。

しかし、アルツハイマーとパーキンソンが提唱者の定義やその意図からそれほどかけ離れていないのに対し、アスペルガーということばは非常に拡大されて、また間違って理解されるようになってしまった。アルツハイマー型痴呆やパーキンソン氏病も正確に言えば、最初に疾病概念が提唱されてから百年がたった現在では、

その本来の病理所見とは異なる症状を呈する高齢者も増え、また診断基準もやや広がってきていて、アルツハイマーやパーキンソンが記述した病態とは一致しない症例も含まれるようになった。アルツハイマーといえば高齢者の重度の痴呆状態におちいった方々の総称と理解されることもあるし、パーキンソンとは中高年になって手足のふるえや筋肉の硬直がひどくなって、日常の生活に困るようになった方々をさしていることばとなっている。

しかしこのようにとらえられるようになったアルツハイマーやパーキンソンということばは、不可抗力的に心身の障害を起こし、社会生活がとても困難になっている方々には、皆で生活支援をし、また手厚い介護をしてあげるべきだという理解を促すものとなってきた。それに対して、アスペルガーということばは、いろいろな意味で用いられる。風変わりな人、偏狭で他人と円満な交流のできない人と見なされることが多い。また、時々よく変な行動をして何か気味悪い、とんでもない犯罪を引き起こす恐れもある人という理解をされることも少なくない。アスペルガーということばで呼ばれる人は、皆で温かく包み込んで育み、一緒に社会生活できるように助けていこうというより、できれば近くにいて欲しくない、変なことをしないようによく監視しようという阻害的態度と偏見で受け取められているように思う。どうしてこんなことになってしまったのであろうか。

アスペルガー症候群とは

ウィーンの小児科医で後にウィーン大学小児科の教授となったハンス・アスペルガーが一九四四年に、発達のパターンが独特で、他の子どもたちと交わろうとしない、ことばはあるが言い回しが単調で抑揚にも乏しい、ある特定のことに異常な興味をもつなどの特徴をもった四例の子どもを報告し、「自閉的精神病質」と名づけた。この子どもたちは三歳ごろからその傾向が目につくようになり、六～七歳にかけてその特徴が際立ってくるが、この子どもたちをよくわかってやり、各児に適した治療教育を続けてやると、社会生活にあまり困難を伴わないほどには成長していくと述べた。

ちょうど同じころ（その前年の一九四三年）、アメリカではジョンズホプキンス大学の児童精神科講座の教授であったレオ・カナーがやはり同じような精神発達のパターンを示す子どもたちがいることに注目し、「早期幼児自閉症」と名づけた。

戦後、日本の児童精神医学界にはその二つの概念がほぼ同時に伝わってきた。ウィーンのアスペルガーのもとに留学していた平井信義、カナーのもとで学んだ牧田清志がそれぞれの師の考え、思いを報告し、そしてどちらが自閉症をよく把握した概念であるかをめぐって学会の場で数年にわたって激論が交わされた。これは日本児童精神医学会の記念碑的なものであった。

その論議の中で、日本の臨床医は自閉症といってもその幅は広いこと、いろいろな発達の特徴をもつことを認識し、だんだんと「カナー型自閉症」「アスペルガー型自閉症」という考えが定着していった。両者を極にして自閉症をいろいろな視点から見ていこうとしていたのは、おそらく日本だけであったと考える。

日本でそのような考えが当たり前になってから二十年近くたった一九八二年に、イギリスや北欧の児童精神科医が昔のアスペルガーの論文に気づき、そう言われるとそんなタイプの自閉症も確かにあるなということになり、それを「アスペルガー症候群」と名づけた。そして国際的疾病分類基準であるＩＣＤやＤＳＭにも採用された。そのように国際的認知を受けたアスペルガー型自閉症はあっという間に世界中に広がった。日本にも再び逆輸入されてきて、新たに「アスペ」ということばとなって重宝されるようになった。

一九九〇年代になると、幼児期からかなり積極的に治療的、教育的働きを受けた青年期、成人期の自閉症が、それまでの予後研究のしめす状態像と異なることが明らかとなってきた。全体として障害の程度が軽くなってきていて、なかには知的水準はかなり高く、大学も卒業でき、ある領域の知識はとても優れている人もいた。しかしそのような人もやはり、対人的感情共感性とか社会的協調性にはやや欠けるところもあり、本人も他人とのかかわりより孤独でいることを好んでいるように見えるのである。自閉症の中でもっとも良好な経過をたどった人でも、対人関係ではやはりスムーズに交流できない困難さを抱えて生活している。

無責任な報道と荒っぽいみなし診断

それに似た性格傾向をもつ人が、これまで自閉症とか発達障害として治療的働きかけを受けてこなかった人にもいないかという目で見回すと、いわゆる風変りの人の中にちょっと似た人はいるであろう。すると、その人のこれまでの成育歴や発達経過は全く考慮しないで、あの人は「アスペ」だろうという評価がまかりとおるようになってしまった。とても乱暴でいい加減な発想である。

医学、心理学、障害児療育などとはまったく関係のない人が、まじめだが、融通が利かないし、面白みがないという人を、あの人は少し「アスペ」気味ね、というぐらいなら愛嬌ともいえよう。しかし専門家が、青年期の人が起こす不適応反応の中で、これまでの診断基準に該当しにくいものを、つぶさな生育歴の検討もなく、アスペルガーとしてしまうのは困ったことと思う。

さらに問題なのは、この数年の間に起こった不可解で、残酷な少年犯罪のいくつかが、アスペルガー症候群の少年によるものであると精神鑑定されたことである。これはマスメディアがこぞって取り上げ、アスペルガーについていろいろと書きたてた。第一面に大きく報道する新聞もあった。

私の臨床経験からすると、自閉症の診断もアスペルガー症候群の診断も長い間の経過観察の末、やっとできるものである。二歳から三歳にかけて、ことばがない、対人感情反応に乏しい、マイペースで周りを気遣わないということで受診する。はじめは発達の障害があるというだけで、どのタイプかはわからない。家族に密にかかわってあげるよう、関係が日々深まっていくように育んでと支えながら、一年、二年と経過を見る。そのなかである子どもは自閉症とか、自閉的なところがあるとわかってくる。

しかし、「この子はアスペルガー症候群」と言えるようになるのは、やはりハンス・アスペルガー教授が一九四四年に記述しているように、四年か五年たった七歳になったころである。

私には、幼児期から三十歳をすぎた現在まで付き合っている自閉症やアスペルガー症候群の方が五十人近くいる。その中で警察のお世話になったのは一人だけである。彼は十八歳のとき、コンビニで店員の対応が気になって癇癪を起こし商品をばら撒き、派出所に連れていかれ三時間説諭を受けた。他の人は暴力行為や犯罪とは縁遠い生活をしている。世俗的なことは超越したように悠然としている人、いつもニコニコして不満を述べることもなく、仏様のようだと言われる人も少なくない。私の診てきた方々は幼児期から家族にこよなくいつくしまれ、ことこまかに世話されて育った人が多いせいかもしれない。

しかし私には幼児期から発達障害の診断を受け、家族からも、教師からも、治療スタッフからも温かい支援を受けてきた子どもが、大きくなってとてつもない犯罪を引き起こすとは考えられないのである。ある少年が、青年が残忍な犯罪行為をして、それがアスペルガーのしでかしたものと報道された事例を読んでも、一人も幼児期からアスペルガーとか何らかの発達障害として療育を受けてきた者はいない。この少年、青年は犯行前もかなり変わっていた、奇妙な行為も見られた、どこかアスペルガーと呼ばれる人と似ているところもある、ではアスペルガーにしておこう、という荒っぽいみなし診断によるものである。

しかしアスペルガーであったという鑑定が出て、そのことが大々的に連日報道されると、誰しもアスペルガーは怖いぞと不安を抱いてしまう。偏見が積み重ねられ、排除しなくてはという気運が高まる恐れも起こる。このような中で、幼児期から自閉症やアスペルガー症候群と診断を受け必死で育て上げてきた家族は、無責任なマスメディアの報道に限りない憤懣を向ける。しかしマスメディアには反省はない。次の不可解な事件もアスペルガーという鑑定を期待しているようにも思える。

本当におかしいのは誰か

私はこの数年マスメディアが大きく取り上げた少年犯罪をおかした当人の誰とも会ったことはない。残虐な行為を平然とするからには、平静な心理状態であったとは思えないし、かなり普段とはかけ離れた異常な心理状態になっていたのは確かであろう。しかし、幼児期には発達の障害は見られなかった子どもを、わざわざ発達障害の中のアスペルガー症候群に仕立てることは許されないと考える。人々を唖然とさせるほどの理解しがたい少年犯罪は、特別な病気の子ども、障害のある子どもの仕業としておきたい人々の願望があるのであろう。アスペルガーは、その役割をになうにぴったりの語呂のよいことばだったのであろう。

しかし、そういうことでは本当の問題の解決にはならない。特別な病気の子ども、障害のある子どもでなくとも、むしろそうでない子どもが、異様な心理状態に陥り、些細な動機から、たまたまかもしれなくとも、大それた犯罪行為をやる時代になってしまったことを正面から受けとめて、大人が、大人の作る社会がどういう対応をすべきかを考えなくてはいけない。

少年の殺人事件のたびに、私に多くの新聞社や放送局から電話がくる。私はいつも、殺人は子どもであれ、大人であれ絶対に悪い、決してしてはならない、ブッシュさんはアフガニスタンでも、イラクでも空爆で多くの子どもを殺している、小泉さんはそれに異を唱えない、そう書いてくださいとお願いしてきたが、応じてくれたところは一つもないのである。

そして、九月初めに北オセチア共和国で武力集団による学校占拠事件が起こった。三百人以上と推定される学童の尊い生命が失われた。大人たちの利権闘争のため何の罪もない子どもがまた犠牲になる。何をさしおいてもしてはならないこと、絶対守らなくてはならないことが、今や世界中でないがしろにされようとしている。このような状況で大人が子どもたちに、生命の大切さをことばだけでいくら説いても、空しさだけが残る。

あとがき

本書は、月刊誌『教育と医学』に「子どもの心の診療室から――子ども臨床から学ぶこと――」（初出二〇〇六年七月号～〇八年六月号、全二十四回）という連載名で執筆してきたものをもとに、加筆修正してまとめたものです。

いろいろの思いを抱いて連載を試みたのですが、こうして読みなおしてみますと、お伝えしたかったことの半分も記述できなかったというこころ残りがあります。私の力不足がなせることがほとんどなのですが、二年間の連載の間に、社会的に大きな問題となる教育や子どもの医療に関する出来事が次々に起きて、私の関心もそちらに向いてしまい、当初に予定していたテーマの順序通りにはいかなかったこともいくらか影響しています。それに伴って、私の気分のリズムも一定せず、ある時は感情的な筆致になったり、考えがぶれたこともあったのではないかと思います。なにとぞご容赦のほどお願い申し上げます。

二〇〇八年の夏、この連載が終わったあとも、世界同時不況とか、未曾有の経済危機とか急に心配な出来事が相次ぎました。不安が不安を呼び、これからの生活はどうなるかということがマスメディアでは言い続けられます。これは子どもたちにも影響を与えます。むしろ子どもたちのほうが大人にはない何かを嗅ぎつけているようです。

小学三年生の男児が「僕は大きくなったら、ずっと家で寝て暮らしたい」そして「もう人と付き合うのはいやだ、働くのはもっといやだ」と語りました。私は彼にからかわれているのかと当初は思いました。しかし、家庭はごたごた続きでこころを痛め、学校では友人にもいじめられることが多く、もうどうにでもなれという気持ちになっていたのでした。

また、いじめられた経験が発端となって、周りの人々への恐怖心がつのり、不登校になってふさぎこんでいた小学六年生の男子が私の元に来ました。「僕はもう駄目だ」とすっかり自信を失っているので、私は「君の将来はまだ六十年以上もあるじゃないか、希望を持とうよ」と励ましました。すると、「日本は六十年後も存在していますか?」と真面目な表情で聞いてきました。

ある中学一年生の少年は、自分の描く将来の理想の世界について話しました。「早く人類は滅びたほうが良いと思う。そしたらコンクリートの都会も朽ち、原生林が復活する。空気はきれいになり、水は澄んで地球は美しくなる。魚も鳥も野生動物もゆったり生活できる」と。それを語るときの少年の目は輝き、生き生きしていました。本当にそう願っているようです。大人たちに、もう今までの生活パターンを御破算にしてゼロから出直したほうが良いのでは、と問いかけているようにも感じました。

このような子どもに、今の日本でも一緒に元気を出して生きていこうという気持ちを起こさせるのは容易ではありません。この子どもたちのこころを悲観的に、そして虚無的にしている状況に共感し、前向きの希望に変えさせるにはどうしたらよいかを考えていかねばなりません。子どもたちの教育や臨床に携わる者は、常に子どもたちを温かく見守り、一緒に今の困難を乗り切っていこう、と語り続けなければなりません。子どもたちが未来に希望を持てる生活環境をつくるために、本書がわずかなりともお役に立てたらと望んでやみません。

最後に、私が連載を始めてからずっと支えて励ましてくださった、慶應義塾大学出版会編集部の西岡利延子さんにこころから御礼を申しあげます。本書を上梓できたのは西岡さんのお蔭と感謝しています。

そして私の診療を支えてくれている妻アツ子への尽きぬ感謝をも、ここに記します。

二〇〇九年五月

村田豊久

追記：私が本書で語ってきた臨床の場である「村田子どもメンタルクリニック」は、いろいろな事情により二〇一〇年二月に閉院しました。同年三月からは、ここを「村田子ども教育心理相談室」として、子どもたちとかかわっています。

二〇一一年新春　村田豊久

た

索　引

人物索引

事項索引

著者紹介
村田豊久（むらた　とよひさ）
1935年鹿児島県生まれ。九州大学大学院医学研究科博士課程修了。医学博士。専門は児童精神医学。九州大学医学部附属病院、パリ大学医学部医学心理学教室留学、福岡大学医学部助教授、福岡大学病院客員教授、九州大学教育学部教授、西南学院大学教授、村田子どもメンタルクリニック院長などを経て、2010年３月より村田子ども教育心理相談室主宰。発達障害の病理と治療、子どものうつ病、自閉症、精神疾患の予後などを研究しつつ、長年子どものこころの臨床に携わる。教育と医学の会理事。著書に『自閉症』（医歯薬出版、1980年）、『子どものこころの病理とその治療』（九州大学出版会、1999年）、『子ども臨床へのまなざし』（日本評論社、2009年）など。

子どものこころの不思議
――児童精神科の診療室から

2009年７月15日　初版第１刷発行
2021年６月１日　初版第３刷発行

著　者――――村田豊久
発行者――――依田俊之
発行所――――慶應義塾大学出版会株式会社
〒108-8346　東京都港区三田2-19-30
TEL〔編集部〕03-3451-0931
〔営業部〕03-3451-3584〈ご注文〉
〔　〃　〕03-3451-6926
FAX〔営業部〕03-3451-3122
振替　00190-8-155497
https://www.keio-up.co.jp/
装　丁――――熊澤正人
装丁画――――黒田アキ
イラスト―――三輪一雄
印刷・製本――株式会社加藤文明社
カバー印刷――株式会社太平印刷社

Printed in Japan　ISBN 978-4-7664-1638-1

慶應義塾大学出版会

子どものこころと体シリーズ

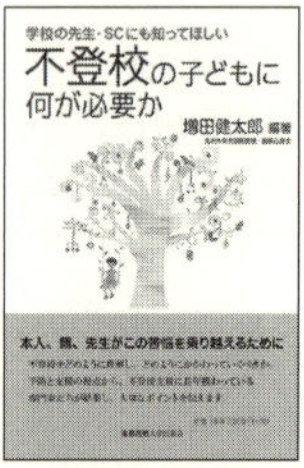

学校の先生・SCにも知ってほしい
不登校の子どもに何が必要か

増田健太郎 編著　不登校をどのように理解し、どのようにかかわっていくべきか。予防と支援の視点から、不登校支援に長年携わっている専門家たちが結集し、大切なポイントを解説。　**定価 2,200 円（本体価格 2,000 円）**

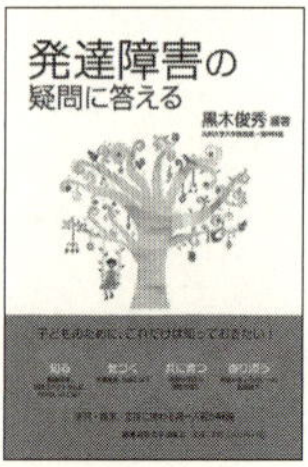

発達障害の疑問に答える

黒木俊秀 編著　発達障害の特性について「発達障害とは何か」「診断と治療」「保育園・幼稚園や学校での対応」「当事者や保護者・きょうだいへの配慮」と大切なポイントに焦点を当てて、研究・臨床、支援に携わる第一人者が解説。　**定価 1,870 円（本体価格 1,700 円）**

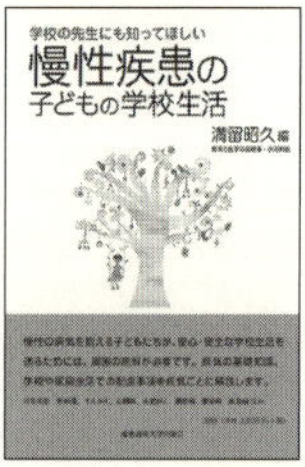

学校の先生にも知ってほしい
慢性疾患の子どもの学校生活

満留昭久 編　慢性疾患をもつ病弱児童が学校生活を送るにあたり、保護者と学校関係者が知っておくべき基礎的な知識をコンパクトに収録。病気の基礎知識、学校生活での配慮事項などを病気ごとに解説。

定価 2,200 円（本体価格 2,000 円）